Mães atípicas

CARO(A) LEITOR(A),
Queremos saber sua opinião
sobre nossos livros.
Após a leitura, siga-nos no
linkedin.com/company/editora-gente,
no TikTok **@editoragente**
e no Instagram **@editoragente**,
e visite-nos no site
www.editoragente.com.br.
Cadastre-se e contribua com
sugestões, críticas ou elogios.

MARIANA SOTERO BONNÁS
Prefácio de Dani Guedes Bombini

Mães atípicas

A MATERNIDADE QUE NINGUÉM VÊ

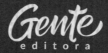

Diretora
Rosely Boschini

Gerente Editorial Sênior
Rosângela de Araujo
Pinheiro Barbosa

Editora
Juliana Fortunato

Assistente Editorial
Camila Gabarrão

Produção Gráfica
Leandro Kulaif

Preparação
Debora Capella

Capa
Vanessa Lima

Projeto Gráfico
Márcia Matos

Adaptação e Diagramação
Gisele Baptista de Oliveira

Revisão
Bianca Maria Moreira
Andresa Vidal Vilchenski

Impressão
Edições Loyola

Copyright © 2025 by Mariana Sotero Bonnás
Todos os direitos desta edição são
reservados à Editora Gente.
Rua Dep. Lacerda Franco, 300 – Pinheiros
São Paulo, SP – CEP 05418-000
Telefone: (11) 3670-2500
Site: www.editoragente.com.br
E-mail: gente@editoragente.com.br

Dados Internacionais de Catalogação na Publicação (CIP)
Angélica Ilacqua CRB-8/7057

Bonnás, Mariana Sotero
    Mães atípicas : a maternidade que ninguém vê /
Mariana Sotero Bonnás. - São Paulo : Editora Gente, 2025.
    192 p.

ISBN 978-65-5544-567-1

1. Mães de crianças com deficiência 2. Maternidade I. Título

24-5207   CDD 306.8743

Índices para catálogo sistemático:
1. Mães de crianças com deficiência

Este livro foi impresso pela Edições Loyola em
papel pólen bold 70 g/m² em fevereiro de 2025.

Nota da Publisher

Ser mãe é sempre uma experiência desafiadora. Nessa jornada, expectativas diversas são criadas, mas nem sempre são alcançadas. Então imagine o que acontece quando os desafios se tornam maiores e a jornada de criar um filho atípico coloca a mãe em um caminho que poucos percebem e compreendem.

O impacto social dessa discussão é imenso. Apesar de muitas famílias enfrentarem essa realidade, pouco se fala sobre o verdadeiro peso emocional, a solidão e o desgaste psicológico que recaem sobre as mães atípicas. Para qualquer pessoa interessada em compreender melhor essa experiência, este é um livro essencial, porque oferece reflexões profundas, transformando o modo como a sociedade acolhe as necessidades especiais e, mais importante, oferecendo um meio para que essas mães reencontrem a própria força e o próprio valor.

Mariana Sotero Bonnás é autoridade em um tema de extrema relevância: a maternidade de crianças com diagnósticos que transformam a rotina familiar. Psicóloga focada em atendimento parental, ela aplica a vasta experiência de mais de quinze anos no atendimento de crianças com desenvolvimento atípico e, principalmente, mães que enfrentam os desafios da maternidade atípica. Ao longo da carreira, Mariana percebeu a lacuna de suporte para essas mulheres e se dedicou a oferecer orientação, acolhimento e empatia, tanto no atendimento clínico quanto pelas redes sociais.

O objetivo desta obra é que a leitora aprenda a importância de olhar para si mesma, de buscar uma rede de apoio e de encontrar caminhos de felicidade em uma jornada que é tão única quanto difícil. O método apresentado pela Mariana é baseado em acolhimento e reflexão, o que permite que as mães atípicas encontrem maneiras mais leves e significativas de viver essa realidade.

Convido você a mergulhar nesta leitura transformadora, que acolhe e ressignifica o conceito de maternidade. É um livro para ser lido e compartilhado com o coração.

Boa leitura!

ROSELY BOSCHINI
CEO e Publisher da Editora Gente

A todas as mães atípicas. Para
que vocês nunca se esqueçam de
que são as melhores mães que
os seus filhos poderiam ter!

Agradecimentos

Este livro não foi escrito de uma hora para outra, foram necessários alguns anos para que ele se transformasse no que é hoje. Sem dúvida, em primeiro lugar, quero agradecer às mães atípicas que cruzaram meu caminho ao longo desse tempo – aquelas que passaram por mim quando eu ainda atendia crianças, aquelas que atendi na clínica, aquelas que conheci pessoalmente e aquelas cujo único contato foi virtual. Todas, sem exceção, transformaram minha jornada e me fizeram escrever este livro. Foi pela confiança que todas depositaram em mim que aprendi como poderia contribuir de maneira eficaz.

Quero agradecer aos meus pais, Ari e Lu, por, mesmo sem saberem, terem me salvado de mim mesma durante toda minha vida, em especial na infância. Os dois sempre me incentivaram a fazer atividades diferentes: dança, música, artes e tantas outras que moldaram a pessoa que sou hoje. Eu não teria chegado até aqui sem que eles tivessem acreditado em mim e no meu potencial antes de todo mundo. Sem eles, muito provavelmente eu teria sido "só" aquela menina tímida que não conseguia recitar um poema no fundo de casa, em dia de festa.

Agradeço ao meu marido, Ricardo, e aos meus filhos, Vítor e Mariah, que sempre tiveram muita paciência comigo, ainda mais nos dias difíceis, quando não fui tão presente quanto gostaria, por estar pesquisando, estudando ou escrevendo este livro. Vocês me fazem ser uma pessoa melhor todos os dias!

Por um período, parei de escrever. Estava desanimada, achando que não valeria a pena. Foi quando a Fabi Santina me incentivou a voltar, a não desistir, e me deu dicas valiosas de escrita. Por tudo isso, Fabi, agradeço muitíssimo.

Quando eu estava quase finalizando o texto, comecei a pensar em quem poderia elaborar o prefácio. Queria que fosse uma mãe atípica e que de fato me conhecesse para além das redes sociais, que acreditasse no meu trabalho. Por isso fiquei tão feliz quando a Dani Bombini aceitou meu convite. Ela foi a primeira pessoa em quem pensei, por admirar a forma como leva a vida e a maternidade, encarando as situações com otimismo e acreditando que as coisas sempre podem melhorar, não só como mãe do Chico (*in memoriam*) – talvez você o conhecesse como "Super Chico" –, mas também da Clara e da Bia. Muito obrigada por fazer parte deste projeto, Dani!

Não posso deixar de agradecer à Any, minha assessora, que apoia diversos aspectos do meu trabalho. Quando soube do livro, ela o abraçou como se fosse dela e tornou realidade muitos dos sonhos que eu tinha para ele. Também à Marcela, que cuida das minhas redes sociais e foi muito importante para o projeto da capa do livro. Muito obrigada por me ouvirem, me entenderem e fazerem parte desse sonho.

Eu sei que é arriscado citar nomes, porque sempre podemos esquecer de alguém, mas eu não poderia deixar de falar de quem foi essencial para eu chegar até aqui. É claro que outras pessoas, direta ou indiretamente, também participaram desse processo. A elas, eu agradeço muito.

A você que está lendo, quero agradecer a confiança em meu trabalho, seja você uma mãe atípica ou uma pessoa interessada no assunto. Eu realmente espero ter contribuído para tornar sua vida melhor de alguma maneira.

Sumário

Prefácio..12

Introdução..16

Capítulo 1   Para você, mãe atípica........................25

Capítulo 2   O papel da família............................31

Capítulo 3   O sentimento das mães.......................37
Quando a mãe típica se torna atípica............45
A culpa que a mãe atípica sente....................47

Capítulo 4   Eu, mãe atípica...............................51

Capítulo 5   Nenhuma mulher se prepara para
a maternidade atípica................................61
A romantização da maternidade atípica.........67
Os altos e baixos da maternidade atípica......70
A aceitação vem algum dia?........................74

Capítulo 6   O que fazer quando
o diagnóstico chega...................................79
Acolhendo o diagnóstico do seu filho...........82
Quando o diagnóstico do filho
também é o diagnóstico dos pais..................94

Capítulo 7   O preconceito e o capacitismo
na sociedade...97
A dor que ninguém menciona.....................103

Você não precisa falar do diagnóstico
do seu filho para todo mundo_____109

Capítulo 8 A invisibilidade e a sobrecarga
das mães atípicas_____113

A chave para qualquer mudança é
tentar dia após dia e nunca desistir_____119

A fé na maternidade atípica_____120

Criando filhos com e sem deficiência_____122

Capítulo 9 Quem está ao seu lado?_____129

A mãe que decidiu ser atípica_____134

Quando a mãe atípica perde um filho_____138

Capítulo 10 Os 4 pilares de uma maternidade
atípica mais leve e feliz_____143

O que seu filho gostaria que você soubesse__153

Capítulo 11 Por que é tão importante cuidar da
saúde mental das mães atípicas_____157

Se cuide, mãe atípica_____165

Você não é "só" mãe_____170

Capítulo 12 Reflexões de uma mãe atípica_____179

O lado bom da maternidade atípica_____183

Eu vejo você_____185

Referências_____190

Prefácio

Conheci a Mariana em 2018, no colégio em que minhas filhas estudam, no qual ela era a psicóloga escolar, quando fui chamada para conversarmos sobre um problema pontual das crianças. Por meio daquela abordagem, ela mostrou ser uma pessoa tranquila, cuidadosa e socialmente preocupada.

Um tempo depois, eu soube que o primogênito dela, o Vítor, estudava na mesma sala da minha filha Beatriz. Como eles eram muito amigos, isso também nos aproximou como mães.

Eu já tinha duas filhas típicas quando tive um filho atípico, que viveu de 2016 a 2023. A história dele ficou bastante conhecida nas redes sociais, diante de tantos desafios que vivemos e conquistas que alcançamos.

Naquele período, soube que a Mariana se afastou da função de psicóloga escolar e passou a se dedicar exclusivamente à psicologia parental, aprofundando-se no cuidado a mães atípicas. Em nossa cidade, essa atividade era escassa, apesar da extrema necessidade corrente – afinal, quem cuida da mãe atípica?

Enquanto a Mari estava descobrindo o diagnóstico do próprio filho, eu já vivenciava a maternidade atípica.

E eu sempre soube que ela almejava alçar voos mais altos, para atender mulheres que receberam o diagnóstico da deficiência do filho, buscando um alcance maior dessas mães tanto na dinâmica de atendimentos virtuais, cursos e palestras quanto por meio deste livro.

Para minha surpresa, recebi, com imensa satisfação, o convite de escrever este prefácio. Devido à bagagem profissional da Mari, ela conseguiu, de maneira prática, delicada e prazerosa, esclarecer, definir, aconselhar, exemplificar e, principalmente, acolher quem passa por esse tipo de maternidade.

Ao engravidar, a maioria das mulheres sonha com a vida do filho, mas não imagina uma deficiência. Quando o diagnóstico acontece, muitas não sabem como agir, obstáculos surgem, e elas não estão preparadas para receber um filho com deficiência. Sentem-se culpadas e desejam ser eternas, devido às responsabilidades adicionais que sabem que enfrentarão.

Na maioria das vezes, ao ter o diagnóstico do filho, a mãe atípica se recolhe, movida pelo novo contexto, para processar a recém-adquirida posição, entender as mudanças e enfrentar preocupações díspares, com frequência sem saber como agir, quem procurar, para onde correr. Este livro surge como orientação de como prosseguir, no intuito de mostrar que é possível ter uma vida leve e feliz junto à família.

Até hoje, infelizmente, prevalece o preconceito em relação às pessoas com deficiência, que são consideradas incapazes, inaptas, sem aceitação, a ponto de, em épocas não tão distantes, terem a própria existência anulada. Tal fato está tão enraizado em nossa sociedade que, ao nascer um filho atípico, toda essa cultura vem à tona. Para a mãe, torna-se essencial quebrar estigmas, buscar esclarecimentos e superar o próprio preconceito. Por vezes, a notícia é dolorosa; mas, como você perceberá durante a leitura, a dor é passageira. Afinal, um misto de sentimentos precisa ser processado – ou melhor, cuidado.

A Mari percorreu um caminho extenso para a conclusão deste livro, desenvolvendo práticas, habilidades e a vontade de auxiliar as mães atípicas. Sensibilidade, estudo, força e coragem são características marcantes dela, até porque ela também se enquadra entre as mães participantes desse grupo.

Resgatar a humanidade nas pessoas auxilia no processo de aceitação dessa nova realidade, por isso este livro é relevante também para quem não tem pessoas atípicas no próprio convívio, uma vez que transforma a coletividade e muda a percepção em relação ao próximo.

É um livro leve – como o fim do caminho pede –, fácil de ler, necessário, acolhedor, profundamente solidário, que transmite as informações substanciais, abrevia o inevitável percurso após o diagnóstico e sugere atividades que fazem toda a diferença, geram aprendizado e conforto. Redesenhar os planos de vida não é demérito nenhum, e sim um sinal de crescimento e recomeço.

Tenha uma ótima leitura e se cuide!

DANIELA DE CARVALHO GUEDES BOMBINI
(@daniguedesbombini_superchico)
Mãe da Clara, da Beatriz e do Francisco, o "Super Chico"

Introdução

Foi olhando pela janela do meu escritório, em uma tarde fria e ensolarada, que decidi que estava na hora de escrever este livro. Eu sempre quis escrever um livro – na verdade, já comecei vários para contar a trajetória da minha vida, falar sobre a minha maternidade e compartilhar histórias fictícias que sempre adorei escrever, mas nunca mostrei para ninguém. Se essas produções ficaram pelo caminho, por que agora decidi tornar esta uma realidade?

Para começar, é importante apresentar algumas definições. Mães atípicas são mães de pessoas com algum atraso no desenvolvimento, que pode ser causado por síndromes, transtornos, doenças raras e/ou deficiências. Segundo a convenção da Organização das Nações Unidas (ONU), pessoa com deficiência é aquela que tem impedimentos de longo prazo (pelo menos dois anos) de natureza física, mental, intelectual ou sensorial.[1] Então,

---

1 BRASIL. **Convenção sobre os direitos da pessoa com deficiência**. Brasília, DF: Portal do MEC, 2007. Disponível em: https://www.mds.gov.br/webarquivos/Oficina%20PCF/JUSTI%C3%87A%20E%20CIDADANIA/convencao-e-lbi-pdf.pdf. Acesso em: 26 maio 2022.

sempre que eu me referir a pessoa ou criança com deficiência, englobarei todos os diagnósticos.

Agora, quero contar o que me fez seguir em frente, sem desistir, até chegar à última página. Primeiramente convém ressaltar que este livro não é sobre seu filho, o diagnóstico dele, os tratamentos ou as técnicas de estimulação. O foco é você, mãe atípica: sua identificação, seu senso de pertencimento a um lugar, sua jornada e como torná-la mais significativa. Aqui você encontrará reflexões preciosas que poderão auxiliar sua vida e torná-la mais leve e agradável. As histórias que você conhecerá ao longo do livro são fictícias, baseadas em centenas de relatos que recebi ao longo dos anos, a não ser minha própria história, que claramente é real. Por isso, quero falar um pouco mais sobre mim.

O ano era 1991, e eu tinha 6 anos. Minha mãe adorava fazer festinhas no quintal de casa para comemorar Dia dos Pais, Dia das Mães, Páscoa e toda data que pudesse para reunir o pessoal da rua e celebrarmos juntos. Nesse dia, ela me chamou insistentemente para subir no "palco" e recitar um poema. Eu estava pronta, tinha decorado todo o texto e sabia que a boneca prometida como "recompensa" já havia sido comprada, mas não conseguia me mexer. Fiquei paralisada, olhando para as pessoas à minha frente.

Eu era uma menina tímida, de cabelos cacheados, que sempre evitava ser o centro das atenções. Gostava de estar nos bastidores, observar o que as pessoas faziam e tentar entender por que elas se comportavam daquela maneira. Gostava de ouvir histórias; por isso, quando saía com minha turma, eu era a que menos falava, porque escutar o que os outros tinham para dizer me chamava mais atenção.

Caso você esteja se perguntando o que houve naquele dia em que minha mãe pediu para eu ler o poema e não consegui, saiba que saí correndo e não ganhei a boneca prometida. De lá para cá, aprendi muito sobre falar em público e hoje tiro isso de letra (para meu alívio e a alegria de meus pais!), o que me ajuda bastante a alcançar mais famílias atípicas.

Nunca me esqueço da primeira vez que alguém me olhou e falou: "Você vai fazer Psicologia? É a sua cara!". Eu tinha feito um teste vocacional que indicava, com 89% de acerto, que eu deveria cursar Medicina, mas, dentro de mim, a única coisa que pulsava era a Psicologia. Durante a faculdade, até pensei em desistir e começar o outro curso; porém, enquanto fazia os estágios necessários, descobri que gostava mesmo era de cuidar do "lado de dentro" das pessoas, de prestar atenção nos comportamentos e sentimentos, e não no corpo físico.

Nos estágios, eu sempre escolhia os pacientes que ninguém queria: aqueles internados na Unidade de Terapia Intensiva (UTI), muitas vezes tendo de descobrir como seria possível me comunicar com eles, além de pacientes em prontos-socorros e clínicas de hemodiálise. Essas pessoas que ninguém queria ouvir eram as que mais me despertavam atenção.

Todos se preocupavam com os pacientes, mas ninguém amparava a mãe – nem ela mesma.

Mariana Sotero Bonnás
@marianabonnas

Durante o último ano da faculdade, entrei em uma pós-graduação e tive o primeiro contato com mães atípicas, pois comecei a atender uma criança com transtorno do espectro autista (TEA). Eu me lembro bem do rosto dele, do irmão e, principalmente, da mãe. Todos falávamos do menino, dos comportamentos e do desenvolvimento dele, mas ninguém perguntava como a mãe se sentia em meio a tudo aquilo. Continuei atendendo pessoas com deficiência e, mais uma vez, todos se preocupavam com os pacientes, mas ninguém amparava a mãe – nem ela mesma. Apesar de me esforçar para saber como elas estavam, nunca era o momento ideal, e eu sabia que precisava ter uma hora exclusiva para aquilo.

O tempo foi passando, eu me formei, comecei a trabalhar e recebi muitas crianças com desenvolvimento atípico para atendimento, tanto na clínica quanto em projetos e escolas. E eu continuava me perguntando quem estava cuidando daquelas mães. Naquele período, me especializei em terapia comportamental e cognitiva, autismo, em educação especial e inclusiva e até me formei em Pedagogia, com o objetivo de aprimorar meu trabalho. Ainda assim, sentia que eu não deveria me dedicar apenas às crianças.

Esse incômodo vinha da percepção de que poucas pessoas perguntam como está a mãe atípica, e muitas até se afastam, porque não sabem lidar com essa nova situação. Em geral, as pessoas não sabem o que falar, se podem fazer perguntas – e, quando o fazem, é sempre sobre a criança, nunca sobre a mãe. Talvez você até já tenha passado por isso.

Foi assim que eu comecei a analisar, a ver o cuidado tão atento aos filhos, e notei que nem as próprias mães se percebiam. Entre terapias, avaliações, crises e relatórios, havia uma mãe tentando lidar com tantos desafios, fazendo-se tantas perguntas sem respostas e não tendo com quem compartilhar as angústias que vivia.

"Por que isso tinha que acontecer comigo?", "O que de tão ruim eu fiz para merecer isso?", "Eu não quero esse filho, quero aquele que imaginei que teria..." e vários outros pensamentos ficam na cabeça das mães atípicas.

Depois de muito observar, comecei a ouvir. Em momentos em que a equipe trabalhava com o filho, eu ia até a mãe e perguntava: "E você, como está?". Aquela pergunta parecia tão estranha que muitas vezes elas não sabiam nem responder. Com o tempo, as palavras vieram, e com elas minha vontade de fazer dessa escuta meu trabalho.

Conforme fui atendendo cada vez mais e compartilhando conteúdos nas redes sociais, percebi uma coisa em comum entre a maioria das mães atípicas: a solidão. Não importa a classe social nem a idade: quase todas as mães atípicas que chegam até mim querem muito ter para quem contar os desafios e as angústias que vivem e os pensamentos secretos que não têm coragem de falar para mais ninguém. E essa vontade vem independentemente do diagnóstico: síndrome genética, transtorno, acidente, doença rara, deficiência, entre outros.

Muitas dessas mães pareciam não ter perspectiva de serem felizes de novo, pois só conseguiam viver o diagnóstico e tudo o que ele acarretava, para só depois focar a criança, o filho. Esses sentimentos ficam escondidos porque a culpa de pensá-los é tão grande que não há coragem para falar ou as palavras saem entrecortadas por lágrimas. Além de toda a dor que a própria situação gera, é necessário aprender uma maternidade que não foi imaginada e é pouco abordada.

Uma vez, uma mãe me perguntou: "Você acredita mesmo que eu posso ser feliz novamente?", tamanha era a descrença de que tudo poderia ser diferente e melhor. Eu de fato acredito que existam novos caminhos a serem percorridos, menos ardilosos e mais significativos. Mesmo que hoje pareça difícil, minha experiência de todos esses anos me mostrou que, sim, é possível que a realidade seja outra.

Espero que neste livro você encontre acolhimento e partilha. E saiba que, se ninguém está olhando para você, eu estou.

Capítulo 1

Para você, mãe atípica

Primeiro, vamos retomar algumas definições que apresentei na Introdução. Mães atípicas são mães de pessoas que apresentam algum atraso no desenvolvimento, que pode ser causado por síndromes, transtornos, doenças raras e/ou deficiências. Por sua vez, pessoa com deficiência é aquela que tem impedimentos de longo prazo (pelo menos dois anos) de natureza física, mental, intelectual ou sensorial. Então, sempre que eu me referir a pessoa ou criança com deficiência, englobarei todos esses diagnósticos.

Já me perguntaram diversas vezes se sou mãe atípica. Talvez você também esteja se perguntando isso. Mais adiante, há um capítulo inteiro dedicado à minha história como mãe, mas quero que você saiba agora que, para elaborar esta obra, me baseei não apenas na minha vida pessoal, mas também na vida de milhares de mães atípicas que conheci ou atendi nos mais de quinze anos desde que me formei como psicóloga.

A partir de agora, falarei com e para você, mãe atípica. Este livro foi pensado e escrito para você, portanto espero que ele a encontre bem. Caso não esteja vivendo um bom momento, torço para que ele possa ajudá-la. Mesmo não sendo uma terapia, espero que esta leitura seja terapêutica e que, ao final, você se sinta realmente melhor. Que, de alguma maneira, estas palavras acolham você e a façam se sentir mais fortalecida em sua caminhada.

Mãe atípica é aquela que chora escondido, assim como vibra com cada conquista do filho. É aquela que nem sempre é compreendida pelas outras mães, mas gostaria de ser acolhida por elas. É aquela que faria qualquer coisa pelo filho, porém nem sempre faz o mínimo por ela mesma, porque não tem quem a ampare.

É aquela que briga pelos direitos do filho, mesmo que todos pensem que ela está errada ou exagerando. É aquela que não desiste, mesmo nos dias mais difíceis.

A maternidade atípica apresenta desafios que só são compreensíveis por quem também passa por eles. Ainda assim, quem está em volta, mesmo sem entender, pode perguntar como ajudar.

Mãe atípica, eu lhe desejo um mundo mais inclusivo, para que você tenha mais fé no futuro. Desejo mãos amigas que possam ajudá-la a diminuir sua sobrecarga, para que reste algum tempo para você.

Desejo paz no coração, para que as culpas não a consumam e você perceba que elas não são suas. Desejo recursos, financeiros ou não, para que seu filho receba tudo de que precisa e você possa ter tranquilidade. Desejo boas noites de sono, para que você enfrente o dia seguinte na melhor forma possível.

Acima de tudo, desejo profundamente que você acredite que é a melhor mãe do mundo para seu filho. Porque você é!

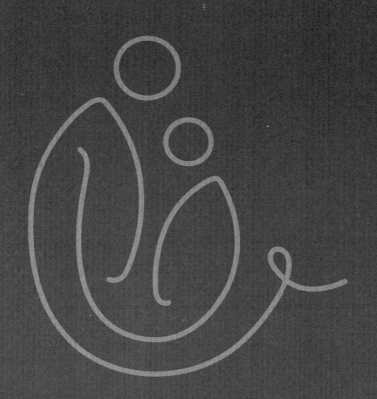

Capítulo 2

O papel da família

Há diversas formas de ser família: dois pais e filhos; duas mães e filhos; pai, mãe e filhos; mãe e filhos; pai e filhos; e até mesmo avós e tios tutores das crianças. Não importa qual seja a formação dessa família: quando se é responsável por alguém com algum tipo de deficiência, essa base é muito importante para que a carga não fique apenas em uma pessoa e se torne uma sobrecarga.

Os principais papéis familiares, na maior parte das residências brasileiras, são mãe, pai e irmãos, que estão – ou deveriam estar – mais próximos daquela pessoa que tem algum diagnóstico. Outros membros da família, como avós, tios e primos, nem sempre participam do dia a dia de uma criança. Por não morarem perto, por falta de tempo e, muitas vezes, até por descaso. Pode até ser que acabem se afastando da família toda usando desculpas veladas que nada mais são do que falta de interesse em ajudar. É uma realidade triste, porém muito comum.

Segundo uma pesquisa realizada pelo Instituto Baresi, em 2012, cerca de 78% dos pais de crianças com doenças raras abandonam o lar antes de os filhos completarem

5 anos.[2] Esse é um número alarmante e talvez seja maior, se considerarmos os demais diagnósticos além das doenças raras. É claro que para toda regra existe a exceção, e há homens que são realmente pais, que sabem da importância de compartilhar os cuidados com a mãe e do quanto o vínculo criado entre pai e filho pode fazer a diferença no desenvolvimento da criança.

Já os irmãos aprendem pelo exemplo dos pais, no modo como tratam essas crianças, os cuidados que oferecem e o tempo que dedicam a elas. Eles observam e fazem parte da dinâmica familiar, entendendo que aquele irmão, por algum motivo, precisa de cuidados extras. Falaremos mais sobre isso adiante.

Seja como for sua família hoje, é preciso que todos colaborem, cada um com o próprio papel, para que o convívio seja harmonioso e feliz – em especial para a criança com desenvolvimento atípico.

---

2 LOURENÇO, T. Luta de mães de crianças autistas é marcada pela dor do abandono. **Jornal da USP**, Ribeirão Preto, 22 dez. 2020. Disponível em: https://jornal.usp.br/atualidades/luta-de-maes-de-criancas-autistas-e-marcada-pela-dor-do-abandono. Acesso em: 23 set. 2024.

É preciso
que todos
colaborem,
cada um com o
próprio papel,
para que o
convívio seja
harmonioso
e feliz.

Mariana Sotero Bonnás
@marianabonnas

Capítulo 3

O sentimento das mães

Nada prepara a mulher para a maternidade. Mesmo que ela converse com outras mães, leia livros sobre o tema ou tenha experiência com crianças, a chegada do próprio filho muda tudo. Quando essa maternidade vem acompanhada de algum diagnóstico, como de síndrome, transtorno, doença rara e/ou deficiência, essa falta de preparo se mostra ainda maior.

Pode ser que você tenha tido essa sensação quando passou por esse processo. Não dá para ter a noção exata do que é ser mãe sem ser uma, assim como não dá para saber como é ser mãe atípica sem ser uma também. A sociedade, de modo geral, não está preparada (e nem sempre quer se preparar, infelizmente) para receber uma pessoa com algum diagnóstico, então acaba reforçando o pensamento de que os filhos sempre devem ser "perfeitos", como se isso fosse possível.

Nunca esqueço uma reportagem, apresentada por uma pessoa bastante conhecida do público que falou o seguinte para a mãe atípica que estava sendo entrevistada: "Quando seu filho nasceu parecia perfeito, né? Quando foi que você percebeu que tinha alguma coisa errada com ele?". Esse tipo de pensamento capacitista[3] só demonstra como as pessoas ainda acham que ter uma deficiência é ter algo de errado. A sociedade em que vivemos é preconceituosa e muitas vezes considera a pessoa com deficiência como alguém sem valor, com menos importância, fazendo a mãe atípica, mesmo sem saber como será a história do próprio filho, pensar que não há a possibilidade de ele ter a vida com que ela sempre sonhou.

Ninguém espera ter um filho com deficiência, e muitas pessoas chegam a pensar que até falar sobre isso pode atrair alguma coisa de "ruim", por isso trocam de assunto. Diferentemente da maternidade típica, como diz Cláudia Abel no livro *Síndrome da fome*, a mãe atípica não tem prazo de validade, pois não sabe se o filho um dia será independente.[4] O medo aparece não só ao pensar como ele será quando adulto ou quem cuidará dele quando a mãe não estiver mais em condições, mas também ao perceber que esses cuidados não terão fim, ao contrário do que acontece com filhos que têm desenvolvimento típico e com o tempo precisam cada vez menos dos pais.

Isso também pode fazer que a mãe não se aproxime do filho assim que descobre o diagnóstico, principalmente quando este chega logo após o nascimento, surpreendendo-a. Ela queria apenas o filho, e não um

---

3 Capacitismo é o preconceito contra pessoas com deficiência, julgadas como incapazes ou inferiores.

4 ABEL, C. **Síndrome da fome**: um olhar materno sobre a síndrome de Prader-Willi. Brasília, DF: Escreva, 2021.

diagnóstico. Na cabeça dessa mãe, ela receberia "outra" criança, então esse primeiro momento pode ser bastante desafiador.

No caso de crianças típicas, as mães sabem que o cansaço extremo que sentem um dia vai passar, e essa perspectiva as ajuda a enfrentar o dia a dia; afinal, os filhos crescerão, e elas terão mais tempo para si mesmas.

Já na maternidade atípica, parece que tudo isso se perde, como se não fosse mais possível ter uma vida "sua" novamente, como se o cansaço e as inúmeras preocupações resultantes de ter um filho com desenvolvimento atípico não fossem terminar nunca. Perceberemos mais para frente que a vida pode ser diferente, ainda que as preocupações se mantenham com o passar do tempo, porque modificar a maneira de enfrentar isso muda tudo.

Durante a gestação, toda mulher imagina como será aquele bebê, se os olhos parecerão com os dela, se o cabelo será como o do pai... Pensa no que ele vai gostar de fazer, se será mais quieto ou extrovertido, entre outras inúmeras características. Costumo dizer que, quando uma mãe recebe um diagnóstico, é como se um pano cobrisse os olhos dela e ela não conseguisse enxergar mais nenhum caminho.

Você pode estar vivendo isso agora, pensando que a vida será de sofrimento na maior parte do tempo e todo aquele sonho do filho idealizado caiu por terra. Quem sabe você esteja vivenciando o que algumas pessoas chamam de uma espécie de luto, não pelo filho que tem, mas como se tivesse perdido alguém que nunca conheceu, alguém que morava apenas em seus sonhos.

Talvez você pense que muitas outras mães atípicas, especialmente aquelas nas redes sociais, levam uma vida mais leve do que a sua, que nunca se questionaram sobre o diagnóstico, não se decepcionaram por não terem o filho esperado e dão conta de tudo o tempo todo. A verdade é que você não tem que dar conta de tudo.

A primeira coisa que precisamos considerar é que o que as pessoas divulgam nas redes não é a vida real, e sim recortes (os melhores, é claro!) dessa vivência. Isso significa que é tudo uma grande mentira? Nem sempre. Mães atípicas costumam compartilhar também as dificuldades, mas evitam mostrar os bastidores, os momentos de crises, os choros e as situações que são muito desafiadoras para elas. Convenhamos que você também não ia querer compartilhar esse tipo de registro, não é?

Além disso, existe um ponto importante que difere em cada caso, para cada mãe: a própria história de vida. Tudo que foi vivido antes de a maternidade atípica chegar, o modo como o mundo é percebido e as coisas ao redor fazem toda a diferença em como o diagnóstico do filho será encarado. Então, o importante é você focar sua própria realidade e aprender a reconhecer o que há de bom nela, mesmo com os desafios que se apresentam. Isto acontece com todas nós: o que vivemos faz a maternidade atípica parecer um peso ou uma bênção.

Diante disso, pode ser que você tenha maior dificuldade de olhar para o diagnóstico de seu filho de maneira leve e pense que não há solução, que suas experiências não a prepararam para isso e que sua vida será

A verdade é que você não tem que dar conta de tudo.

Mariana Sotero Bonnás
@marianabonnas

de sofrimento e pesar até o fim de seus dias. Contudo, acredite: não precisa ser assim, porque você tem a chance, todos os dias, de mudar seus comportamentos para que seus pensamentos sejam diferentes, assim como seus sentimentos. Pode não ser fácil, nem acontecer de uma hora para outra, mas é possível.

Talvez alguém já tenha dito que você foi escolhida por Deus para viver uma grande missão aqui na Terra. É claro que essa percepção depende muito de suas crenças, mas eu penso que o que a torna única é sua história, com as dores e as delícias que a acompanham ao longo do caminho. Não me leve a mal, mas eu não acho que você é uma guerreira ou uma mulher forte por ter um filho com este ou aquele diagnóstico; você se tornou uma ao descobrir dentro de si uma força que não imaginava que existia. Você aprendeu a ser assim porque foi preciso.

Quando as pessoas definem as mães atípicas como especiais, fortes, guerreiras ou escolhidas por Deus, tiram de nós o direito de dizermos que a rotina está difícil, que precisamos de ajuda. Como você vai pedir ajuda se todos a veem como a "Mulher-Maravilha"? Esse rótulo só serve para romantizar uma maternidade que já é tão pouco abordada e muito discriminada.

Então, se você não é mãe atípica, não trate as mães atípicas de modo diferente apenas por elas terem um filho com deficiência; elas são únicas, como todas as mães do mundo. E, sempre que possível, ofereça ajuda. Se não souber como, pergunte, coloque-se à disposição.

Certa vez, conversei com uma mãe que me disse que a maternidade atípica era muito solitária. Quando ela descobriu a paralisia cerebral do filho, todos se afastaram, inclusive a família. As pessoas nem sempre sabem lidar com novas situações e preferem se afastar; por outro lado, muitas novas companhias podem chegar, como outras mães que passam pelo mesmo que você, que entendem suas angústias e podem compartilhar dicas e ideias para lidar com os desafios que aparecerão em seu caminho.

Há sempre uma nova maneira de viver. O fato de o caminho ser diferente do que você esperava não significa que ele será ruim, mas sim que será de outro jeito. Pode ser que existam mais desafios do que o planejado ou que o contexto mostre uma parte sua que era desconhecida, que a vire do avesso. Quem sabe esse não é seu melhor lado? Pense nisso.

Quando a mãe típica se torna atípica

Nem toda mãe atípica se torna uma logo que o filho nasce. Existem casos de mães que tiveram filhos sem deficiência e isso mudou, como em casos de acidentes, afogamento e síndromes que deixaram sequelas. Na maioria das vezes, o diagnóstico vem acompanhado de outra questão de saúde, o que faz que a mãe precise aprender a lidar não somente com o diagnóstico em si, mas também com a possibilidade de perder esse filho.

Vivenciar essa nova realidade é tão desafiador quanto os sentimentos que surgem e os preconceitos que já

O sentimento das mães **45**

existiam, dos quais nem sempre elas se deram conta. Essas mães podem ser aquelas que antes apontavam o dedo para o coleguinha com deficiência e "torciam o nariz" ou julgavam as mães e sentiam pena delas – e agora estão exatamente nesse lugar.

Há mães que gostam de ter lembranças dos filhos antes do diagnóstico e outras que acham essas memórias dolorosas demais, já que as fazem querer aquele filho de novo, e não quem ele se tornou. De qualquer maneira, um novo modo de perceber a vida passa a existir, e a imprevisibilidade se mostra cada vez maior.

Esses casos são bastante delicados, e é importante respeitar a história de cada mãe para poder ajudá-las a passar pelos desafios que essa nova realidade apresenta. Muitas vezes, a culpa está presente, pois elas têm a ideia ilusória de que poderiam ter feito algo para evitar a situação ou que o filho "ficou assim" por causa delas. Essa culpa pode vir com bastante intensidade, fazendo a mãe ficar mais deprimida, sendo um sinal de alerta para o possível desenvolvimento de um quadro depressivo.

Se você era uma mãe típica e se tornou atípica, saiba que essa nova experiência pode, sim, ser bastante desafiadora; no entanto, assim como em outros momentos, a fase inicial e mais dolorosa vai passar. Talvez você ainda tenha o sentimento forte de querer voltar no tempo e fazer diferente, não queira essa nova realidade e não consiga ainda "se conformar" com o que aconteceu. Está tudo bem, faz parte do processo de acolhimento.

O importante é saber que, independentemente do que aconteceu com seu filho, você fez o que podia, o que sabia, e agora deve encontrar maneiras diferentes de continuar a vida. Se você precisou abrir mão de muitas coisas, se seus sonhos ficaram de lado, se a sensação é de que nada mais será bom ou a fará feliz, lembre-se de que mudar de rota não significa que o novo caminho será ruim; mesmo que ele seja mais desafiador, você também encontrará coisas boas nele. Acredite!

A culpa que a mãe atípica sente

Dizem que, quando nasce uma mãe, nasce uma culpa. Embora esse sentimento não seja exclusivo das mães atípicas, já que toda mãe passa por isso, sempre há um peso ainda maior quando o filho tem algum diagnóstico.

Já na gestação, não é incomum as pessoas perguntarem se essa mãe "fez algo errado", se ingeriu alguma medicação ou algo que pudesse prejudicar o desenvolvimento do bebê. Conforme o filho vai crescendo, paira muito mais sobre a mãe do que sobre o pai a dúvida se ela realmente está fazendo tudo que pode para garantir que a criança se desenvolva da melhor maneira possível.

São muitos os comentários inapropriados e olhares "tortos" que as mães atípicas recebem em relação ao que poderiam ou não ter feito para que o filho tivesse aquele diagnóstico. Há até aqueles que apelam para o sobrenatural, dizendo que a mãe atípica deve ter sido muito pecadora em outras vidas para que isso acontecesse com ela.

O sentimento das mães **47**

É um absurdo, eu sei, e faz que a mãe atípica se pergunte se de fato não teve ou não tem culpa de alguma coisa. Isso faz que ela se culpabilize diversas vezes e passe a fazer a própria vida girar em torno do filho e das necessidades dele, uma vez que acredita que qualquer coisa além disso pode prejudicar a criança. A culpa a faz achar que não é boa mãe e se martirizar por isso em muitos (ou em todos os) momentos.

Muitas mães atípicas, infelizmente, deixam de lado sonhos e projetos não porque estes se tornaram impossíveis, mas sim porque não conseguem pensar em mais nada a não ser na necessidade do filho. Isso pode também ser reflexo da culpa e do medo. Não há nada pior do que uma mãe que se angustia ao pensar ser culpada por algo que aconteceu ao próprio filho. Como consequência, é comum que essa ideia a faça buscar informações, ler, estudar e pesquisar tratamentos, terapias e o que mais existir, para que nada mais passe desapercebido.

Faça um teste rápido: pergunte a um pai qual foi a primeira pergunta que ele recebeu ao retornar ao trabalho após o nascimento do filho. Faça essa mesma pergunta a uma mãe. Provavelmente os questionamentos feitos ao pai incluíram "Como têm sido os primeiros dias?"; já os feitos à mãe foram algo como "Quem ficou com seu filho?". A diferença é bastante perceptível, não é? A sociedade pressiona tanto as mães, atípicas ou não, definindo que lhes cabe total responsabilidade pelo cuidado ao filho, que elas acabam acreditando nisso.

O que fazer, então, em relação à culpa? O principal é saber que **você não tem culpa de nada**. Leia essa frase quantas vezes precisar. Escreva-a em um papel e coloque no espelho do banheiro se sentir necessidade. O importante é mentalizá-la inúmeras vezes, para que possa ajudar nesse processo de compreensão de que você faz seu melhor por seu filho e que nem tudo sempre vai dar certo. Quando algo dá errado, seja o que for, a culpa não é sua.

Estar lendo este livro já mostra que você quer ser alguém melhor por você e por seu filho, assim como o quanto se importa com tudo. Você deve e merece se cuidar, ter um tempo para si mesma e ser mais feliz.

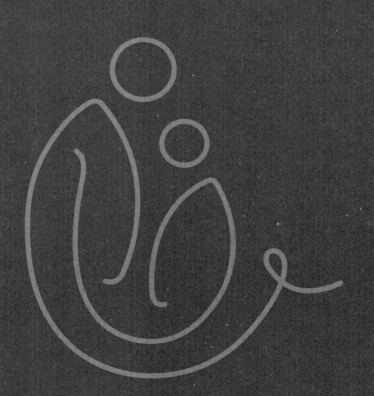

Capítulo 4

Eu, mãe atípica

"Mariana, você também é mãe atípica?"
Recebo muito essa pergunta nas redes sociais, e possivelmente neste ponto da leitura você já tenha encontrado a resposta. Confesso que não me sentia à vontade para falar sobre isso, por diversas questões. Por isso, agora quero contar a você minha história com a maternidade.

Quando engravidei do meu primeiro filho, o Vítor, eu mal sabia o que era ser mãe. Não tinha mulheres próximas grávidas ou com filhos pequenos, então tudo era novidade para mim. Eu só ouvia que ser mãe era maravilhoso – não que não seja, mas vai muito além disso, não é? Nem tudo é um mar de rosas.

Durante a gestação, imaginei muito como o Vítor seria e com quem ele se pareceria. Nunca passou pela minha cabeça a possibilidade de ter um filho com desenvolvimento atípico. Ninguém nunca havia me falado dessa chance, e, durante os exames, eu só desejava que estivesse tudo bem, como acredito que todas as mães fazem.

O Vítor nasceu supersaudável. Porém, logo que ele veio para o meu colo, ainda durante a cesárea, percebi que o dedão da mão direita dele era diferente. Naquele momento, mil coisas passaram pela minha cabeça. O medo de existir algo que não tinham me dito sobrevoou meus pensamentos o tempo todo. Fui para o quarto e pedi para vê-lo.

Foi assim que descobri que ele tinha polidactilia, uma condição que gera o nascimento de um dedo a mais na mão ou no pé – no caso dele, foi junto ao dedão da mão direita. Quando ele tinha pouco mais de 1 ano, decidimos que seria melhor operar e retirar aquele dedo extra, pois eu pensava que, no futuro, ele teria dificuldades para segurar o lápis, escrever, e poderia sofrer bullying. A operação foi um sucesso e, por ironia do destino ou não, Vítor é canhoto.

Desde pequeno, sempre foi bastante agitado, correndo por todos os lados. Ele tinha dificuldade para se manter parado até para comer, mas eu acreditava que fazia parte do desenvolvimento e que toda criança era assim também. Com 1 ano e 10 meses, o Vítor começou a ir para a escola, os relatos eram sempre positivos, não recebíamos queixas do comportamento nem da aprendizagem dele. Tudo parecia estar seguindo o curso "normal".

Quando o Vítor tinha 2 anos e 5 meses, nasceu a Mariah, minha segunda filha. Conforme ela foi crescendo, fomos percebendo quanta diferença havia entre ela e o irmão. Ela era mais calma, centrada e não ficava correndo o tempo todo. Mariah sempre foi muito decidida no que queria, atenta a tudo, segura nas escolhas que fazia. Ela gostava muito de brincar sentada no chão com brinquedos e jogos por um tempão, bem diferente do irmão, que muitas vezes largava esse tipo de brincadeira no meio e ia correr ou chutar bola. "Cada criança tem seu jeito!", eu pensava.

É claro que toda criança tem o próprio jeito e tempo, mas é importante estarmos atentos ao sinais de que algo pode estar diferente do que se espera para a idade. Apesar de minha percepção de que o Vítor era mais agitado do que deveria ser, não conseguia ter foco nas coisas e era distraído até para as atividades de que gostava, não havia queixas dele em outros ambientes. Por ser psicóloga, eu sabia que os sintomas de qualquer transtorno, para que um diagnóstico fosse fechado, deveriam estar presentes em todos os ambientes, e não apenas em um, como eu achava ser o caso dele.

Assim seguiu a infância do Vítor, sempre com dificuldade de se concentrar, correndo e agitado, mas sem prejuízo cognitivo ou qualquer outro sinal que levantasse mais suspeitas. Quando ele chegou ao quarto ano do Ensino Fundamental, aos 9 anos, depois dos primeiros meses de aulas, tanto presenciais quanto online (por conta da pandemia de covid-19), a professora me chamou e relatou o quanto o achava agitado, sem concentração, com dificuldade de prestar atenção e se manter sentado. Além disso, talvez devido ao fato de os protocolos de higiene terem se intensificado com a pandemia, ele passou a lavar as mãos excessivamente na escola e em casa.

Minha primeira reação foi pensar: "Agora, sim, alguém está vendo o Vítor como eu vejo. Ele é realmente assim!". Conversei com meu marido e decidimos levá-lo para uma avaliação neuropsicológica, para entendermos se nossas suspeitas estavam corretas. Depois de algumas semanas de análise, recebemos o relatório: sinais de transtorno de déficit de atenção e hiperatividade (TDAH), com prejuízo de aprendizagem na área de Exatas.

Lá no fundo, eu sempre soube que ele era diferente das outras crianças com as quais passamos a conviver. Eu percebia que meu filho era mais agitado do que se espera para uma criança na idade dele e que isso lhe causava muita ansiedade e frustração. Com o tempo, Vítor começou a relatar que se achava burro, pois errava bastante por falta de atenção. Foi só assim que me dei conta de que ele estava sofrendo e eu não tinha percebido.

Então veio a culpa. *Por que não corri atrás disso antes? Por que não bati o pé nas escolas em que ele estudou, dizendo que não era possível ele ser tão calmo e diferente do que eu via em casa? Como não notei que ele estava sofrendo com tudo isso?* Meus pensamentos não paravam, e eu sabia que precisava consultar um neuropediatra para entender quais seriam os próximos passos.

A médica que nos atendeu observou que as mãos dele estavam extremamente ressecadas e me perguntou se ele as lavava demais. Eu respondi que sim e naquele momento me dei conta de que lavar as mãos em excesso não era o único comportamento repetitivo que ele apresentava: também fazia rituais para fechar e abrir as torneiras, a geladeira e qualquer outra porta de casa. Às vezes, dava três toquinhos com a mão ou a girava. Sempre conferia várias vezes se tudo estava fechado, mesmo quando tinha certeza de que estava.

Terminada a segunda avaliação neuropsicológica, saímos de lá com dois diagnósticos: TDAH e transtorno obsessivo compulsivo (TOC). Lá estava *ela* de novo, olhando para mim: a culpa, querendo me fazer pensar que eu não estava sendo uma boa mãe para meu filho, por não ter percebido esses comportamentos antes.

Passaram-se alguns meses desde a avaliação até termos o laudo em mãos. Depois, foram mais alguns meses de readequação, tentando medicações e fazendo que o sofrimento do Vítor não fosse mais tão intenso. Nesse processo, é claro que a psicoterapia também passou a fazer parte da vida dele.

Na época, eu já atendia mães atípicas há algum tempo, então me percebi passando pelas fases do acolhimento do diagnóstico. Tive raiva de estar vivendo aquilo, senti medo do futuro, de como seriam as relações do Vítor; se, por ser inquieto, os colegas o achariam chato demais e ele começaria a ser excluído da turma. Fiquei me perguntando se ele conseguiria continuar indo bem na escola, se em algum momento as dificuldades apareceriam com mais força e como eu lidaria com tudo aquilo. Senti um medo tão real de tudo que parecia até ser palpável. E veio a tristeza. Meu filho ainda era o mesmo de sempre, porém parecia tão diferente, distante do que eu havia imaginado para a vida dele, na ilusão de que isso seria possível, pois ele é o que é, e não o que eu achava que ele fosse.

Naquele período, me perguntei muitas vezes se deveria contar sobre o diagnóstico para as pessoas. Sentada em meu consultório, comecei a refletir sobre tudo que estava acontecendo e me deparei com outro sentimento: achar que eu não tinha direito de sofrer por tudo aquilo, que eu não era uma mãe atípica "de verdade", porque existem casos em que as necessidades específicas são muito maiores que as dele, então eu não podia estar nesse lugar de fala.

Questionei se era certo eu dizer que agora, depois de tanto tempo trabalhando com a maternidade atípica, eu estava me descobrindo mãe atípica. Será que eu tinha esse direito? Será que me entenderiam? Eu também precisei fazer terapia para entender aquela explosão de sentimentos e tudo que eu estava vivenciando com meu filho. Conversei com a Andreia Turra, uma mãe atípica que eu acompanhava nas redes sociais e que contava a trajetória do filho com TDAH. Poder compartilhar meus sentimentos, minhas dúvidas e meus receios com ela foi essencial. Aliás, ela escreveu um livro muito bacana chamado *TDAH e TOD: um olhar para além do diagnóstico*.[5] Vale a pena ler!

Agora, enquanto escrevo este livro, Vítor está com 12 anos. Os comportamentos do TOC quase desapareceram, e a medicação para o TDAH tem sido usada apenas em dias de provas da escola. O Vítor conhece os próprios diagnósticos, tem aprendido bastante a lidar com eles e

---

5 TURRA, A. **TDAH e TOD**: um olhar para além do diagnóstico. São Paulo: Brilho Coletivo, 2023.

até me pediu para contar essa parte de nossa história. Eu não me sentiria tranquila se não fosse assim, se ele não aceitasse que eu falasse tão abertamente das vivências dele.

Com essa experiência, descobri na prática toda a teoria que conhecia, aprendi muitos dos sentimentos que eu ouvia das mães em meu consultório e não fazia ideia de como seriam. Passei a entender tudo de modo integral. Isso me mostrou ainda mais que cada mãe tem a própria história e a própria maneira de encarar os desafios que aparecem. Precisamos ter uma rede de apoio emocional e não menosprezar nossos sentimentos só por acharmos que em algum lugar há alguém sofrendo mais do que nós. Cada mãe sente de uma forma única, e não podemos usar nossa régua para medir e julgar o sofrimento das outras.

Hoje posso dizer: também sou mãe atípica, e isso me permite aprender todos os dias a ser uma psicóloga melhor.

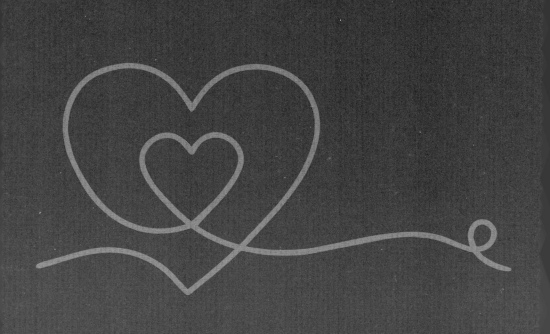

Capítulo 5

Nenhuma mulher se prepara para a maternidade atípica

Clara é uma mãe atípica que, apesar de ter três filhos com deficiências diferentes (autismo e paralisia cerebral), está sempre sorrindo. Ninguém entende como ela pode ser tão feliz, até conhecer a história dela, que vou compartilhar agora com você.

Durante seis anos, ela tentou engravidar. Nesse processo, algumas vezes perdeu o bebê no início da gestação. Na última gestação antes dos trigêmeos, Antônia nasceu após 39 semanas e 3 dias, mas faleceu logo depois, sem causa aparente. Foi um choque para Clara.

Depois de tantas tentativas e perdas, ela questionava se deveria mesmo manter o sonho de ser mãe. Após a partida da Antônia, decidiu passar uma temporada em uma cidade do litoral para tentar assimilar tudo. Certo dia, estava caminhando pela praia e pensando por que todas aquelas coisas haviam acontecido com ela.

Clara acreditava ser uma boa pessoa, sempre engajada em ações voluntárias, tinha um emprego que estudou muito para conseguir, um casamento estável e amoroso. Então por que não conseguia concretizar o sonho de ser mãe? Enquanto caminhava pela beira-mar, sentiu algo bater nos pés. Eram três conchas grandes, e tão bonitas que ela estranhou que estivessem por ali.

Não sabia explicar, mas naquele momento sentiu que não deveria parar de tentar. Voltou para casa e pediu ao marido para tentarem uma última vez a inseminação intrauterina. Ele aceitou, já pensando que não daria certo. Depois de alguns meses, chegaram Lúcia, João e Matheus.

Clara nunca tinha pensado que eles poderiam ter algum diagnóstico. Sabia que havia chances de os filhos nascerem prematuros, como de fato aconteceu, mas nunca tinha cogitado – nem alguém tinha dito a ela – que eles poderiam ter sequelas por conta disso. Chegaram ao mundo quando Clara completou sete meses de gestação, nasceram bem pequenos e precisando de cuidados intensivos. Ela se desesperou, chorou, teve medo de perdê-los, mas conforme foram melhorando pensou que logo estariam em casa e que os filhos cresceriam como qualquer outra criança.

O diagnóstico não veio com o nascimento, mas sim perto de 1 ano. Antes disso, os médicos diziam que o atraso era devido à prematuridade. Clara acreditava nos médicos, porém no fundo sentia que havia algo diferente. Quando realmente foi fechado o diagnóstico de cada um, ela chorou, mas pensou emocionada: "Como eu poderia reclamar dos diagnósticos de meus filhos depois de tantos anos de luta? Tudo que me importa é que eles

> se desenvolvam o máximo que conseguirem e que sejam felizes do jeito deles".
>
> Muitos desafios apareceram pelo caminho. Nem sempre Clara teve suporte para cuidar dos três filhos, e em alguns momentos achou que nada daria certo, mas soube pedir ajuda no momento em que precisou. Assim conseguiu seguir, entre altos e baixos, um dia por vez.

Quando engravida, a mulher começa a se preocupar com a vida crescendo dentro dela. Muitas vezes, usa as redes sociais para seguir mães que falam sobre maternidade e mostram uma rotina impecável, leem livros, fazem curso de preparação para parto e ficam experts no assunto. Porém, em nenhum momento se fala da maternidade atípica e que ela pode ser uma realidade. Muitas mães nem sabem que a maternidade atípica existe até se tornarem mães atípicas.

Todo aquele novo universo que era esperado se desfaz. Os livros sobre desenvolvimento infantil não importam mais, as roupinhas lindas compradas já não fazem mais tanto sentido e toda a rotina acompanhada nas redes sociais e esperada não vai mais acontecer. Isto é, você pode pensar que não vai mais acontecer, pois acredita que será diferente de tudo aquilo que parece "normal". A sensação é de que não existe mais futuro; é como se tudo ficasse borrado, difícil de distinguir.

Não consegue mais nem pensar em como será dali em diante.

Muitos sentimentos novos aparecem, como o medo, a angústia e a preocupação. Perguntas como "e agora, como será?", "até onde ele vai se desenvolver?" e "o que eu preciso fazer?" aparecem constantemente, e talvez você se sinta sozinha em uma situação que nunca imaginou que viveria nem queria estar vivendo.

O primeiro momento após o diagnóstico costuma ser de muitos questionamentos e pouco apoio. Nem sempre a família e os amigos ficam ao seu lado. Talvez eles nem saibam o que fazer. Ainda assim, poderiam demonstrar que estão ali para o que for necessário, mesmo que seja somente ouvir, apoiar ou oferecer um ombro amigo. Em muitos casos, o pai da criança decide ir embora e você fica sozinha com seu filho, então a sobrecarga materna aumenta ainda mais.

Hoje já é possível que esse primeiro momento não seja tão desafiador, pois você pode encontrar informações, ajuda profissional (como psicoterapia) e grupos de mães que passam ou passaram pela mesma situação e podem ajudá-la a entender melhor o cenário e como lidar com os desafios. Você também pode pesquisar profissionais que atuam na área de desenvolvimento infantil e aprender quais são os primeiros passos de acordo com cada situação.

Outra coisa que pode acontecer nesse período é você se sentir rejeitada por suas amigas, imaginar que todas as pessoas estão olhando com pena e que podem diminuí-la de alguma maneira por ter tido um filho com deficiência. Seja como for, lembre-se de que ninguém sabe o que realmente você está vivendo, muito menos o que está sentindo. Saiba que todos os sentimentos são válidos, até mesmo aqueles considerados ruins ou negativos. O importante é ter clareza de que estão aparecendo e saber como lidar com tudo isso. Para que as coisas melhorem, a primeira mudança precisa vir de você.

Isso não acontecerá do dia para a noite, mas em algum momento depois que você começar a mudar sua percepção, agindo mais ou menos como uma mãe que eu conheci, que me disse: "Não sei o que houve, mas alguma coisa mudou aqui dentro. É como se alguma chave tivesse virado, e agora as coisas não estão mais tão pesadas como antes".

Ainda existirão momentos difíceis, porém você perceberá que não precisa mais sofrer o tempo inteiro nem se martirizar por isso, pois ser mãe mudou sua vida, e isso a torna uma pessoa melhor a cada dia.

Nada nos prepara para a maternidade atípica, e nada vai preparar você para o momento do diagnóstico, mas você pode se preparar para todo o "depois" dele. Durante o percurso, poderá se fortalecer e descobrir que ainda há inúmeras possibilidades para ser feliz.

A romantização da maternidade atípica

Sejamos sinceras: ninguém quer ter um filho com algum diagnóstico. Ninguém reza durante a gestação para que o filho tenha uma síndrome, um transtorno, uma deficiência ou uma doença rara. Todas nós queremos ter filhos que se desenvolvam dentro do esperado, que sejam saudáveis, que cresçam e se tornem independentes com o passar do tempo. Além de esse ter sido o padrão que nos foi ensinado, existe o medo do futuro, que parece ser mais incerto, dos preconceitos e de que essa criança não consiga "ser feliz" – entre aspas, porque a felicidade não é aquele pote de ouro no fim do arco-íris, e sim construída com pequenos momentos que todos nós, sem exceção, poderemos ter ao longo da vida.

Talvez seja um pouco chocante ler estas palavras. Pode ser que façam tanto sentido que até apertem seu coração. Entendo se você precisar parar um pouco para refletir sobre isso. É um ponto importante e delicado.

Não desejar ter um filho com deficiência não significa que você não ama seu filho com necessidades específicas com todo o seu coração. É claro que você o ama, que quer o melhor para ele sempre, visto que é possível amar seu filho e não gostar do diagnóstico dele, mesmo que um faça parte do outro.

Então, mãe atípica, saiba que você pode pensar todas essas coisas sem se sentir culpada, sem achar que deve aguentar tudo sem reclamar por ter sido "escolhida por Deus ou pelo Criador" para viver isso. Também não há problema se você acreditar que realmente foi escolhida, porque, mesmo assim, você ainda poderá ter medo e precisar de ajuda – e é importante pedir auxílio quando isso acontecer. Faz parte dessa jornada.

É possível amar seu filho e não gostar do diagnóstico dele.

Mariana Sotero Bonnás
@marianabonnas

Se estiver difícil de passar por tudo sozinha, converse com amigos, procure ajuda médica e psicológica e coloque para fora o que sente. Assim, dará um grande passo para aprender a lidar com essa nova maneira de viver.

É claro que seu filho precisa de você, mas sabe quem precisa mais? Você mesma! Não se esqueça disso.

Os altos e baixos da maternidade atípica

Ninguém espera ser mãe atípica, e com a Ligia não foi diferente. Como o diagnóstico do Lucas chegou logo após o parto, ela se dedicou inteiramente aos cuidados dele até por volta dos 3 anos. Foi quando percebeu que não dava mais, precisava se cuidar. Ela se deu conta de que se não ficasse bem não conseguiria cuidar bem do filho.

Foi durante uma sessão de terapia que Ligia teve clareza de que só enxergava no filho o diagnóstico e tudo que isso carregava. Ela se sentiu triste, percebeu que mal o conhecia, pois não sabia dizer do que ele gostava de brincar ou o que preferia assistir, por exemplo. Lucas passava a maior parte do tempo com a cuidadora.

Até esse fato a fez notar que, na verdade, a distância era uma maneira de fugir da situação. Se Ligia só precisasse colocar o filho para dormir no fim do dia, não teria que lidar com tudo o que estava acontecendo. Ledo engano, uma vez que, quando saía de casa ou se afastava, os pensamentos continuavam nisso.

A maneira como Ligia falava do filho fazia as pessoas pensarem que a condição era bastante grave e que Lucas quase não tinha habilidades. Foi quando uma profissional de fisioterapia o viu pela primeira vez e se assustou, porque ele andava, embora lentamente, e conseguia demonstrar o que queria ou não, mesmo ainda não falando. Com o relato dessa profissional, Ligia percebeu o quanto não conseguia ver o filho como ele de fato era.

Ela começou a fazer terapia, porém desacreditando que algo poderia melhorar, que poderia encontrar alegria naquele caminho tão diferente do que havia sonhado. Conforme as sessões foram evoluindo, cada vez mais Ligia falava de si e de pontos positivos do filho e cada vez menos mencionava os sentimentos negativos que tinha em relação a ele.

Um dia, o marido de Ligia perguntou: "Você reparou que nunca mais falou o quão pesado é ser mãe do Lucas?". Ela não tinha reparado. Nem tinha percebido que não falava mais dos pensamentos negativos recorrentes em relação a ele e se deu conta de que não pensava mais em tudo aquilo havia alguns meses.

Feliz em notar a própria mudança, abandonou a terapia, dizendo que já conseguia seguir sozinha, pois tinha descoberto que ainda existiam novos caminhos e motivos para ser feliz. Alguns meses depois, Ligia voltou a procurar

> a terapia, porque estava novamente deprimida. Não como antes, mas desanimada com algumas evoluções no desenvolvimento do filho que esperava e não aconteceram. Foi só então que ela compreendeu que nada é permanente.
>
> Mesmo o caminho tendo trechos bons, os desafios continuam existindo, e precisamos aprender a lidar com eles.

O que aconteceu com a Ligia acontece com toda mãe atípica – e com todo ser humano. A vida é feita de altos e baixos, assim como um exame de coração, que mostra o ritmo dele sempre em linhas que sobem e descem. Quando um eletrocardiograma mostra uma linha reta, significa que o coração parou de bater. Essa lógica também se aplica à nossa vida.

Momentos de incerteza, indecisão e tristeza acontecerão e nem sempre serão devido a alguma situação relacionada com o filho atípico. Outras circunstâncias aparecem, porque a mãe atípica também é mulher, esposa, profissional, filha, amiga e cumpre vários outros papéis. Então você pode estar pensando: "Não adianta fazer terapia?". É claro que sim, porque a terapia pode ser muito eficaz: quanto mais você se conhece e aprende estratégias para lidar com esses momentos "baixos", mais rápido consegue sair deles.

Na faculdade, eu tive uma professora que disse algo que nunca esqueci: quando uma pessoa está em crise, tudo que quer é sair dela, por isso fica desesperada para que passe rápido e não consegue parar para pensar por que está vivendo aquilo. Ela me explicou que se essa pessoa, em vez de ficar apenas querendo sair da crise, prestasse atenção ao motivo de tudo estar acontecendo, entenderia o aprendizado por trás daquela situação e, antes que percebesse, já teria saído dela e se poupado de tanto sofrimento.

Eu concordo. Muitas vezes, a maternidade atípica nos faz viver situações jamais imaginadas, e só queremos parar de sentir tudo aquilo, porque realmente pode ser muito desafiador e doloroso. Nesse cenário, não conseguimos analisar o que está acontecendo e o porquê, pontos cruciais para lidar com as situações.

Ainda que ter melhoras durante o processo terapêutico seja o esperado, é preciso se manter nele até que essa evolução se equilibre e os momentos difíceis sejam mais fáceis de enfrentar. Pode ser que momentos de medo, angústia e desânimo apareçam sempre que algo sair do previsto, quando seu filho tiver alguma piora ou não evoluir como o esperado. Quando isso acontecer, tenha em mente que, quando você aprender que a vida continua – e, mais ainda, que ela pode seguir leve e feliz em boa parte do tempo –, esses momentos de incerteza passarão e trarão ainda mais vontade de viver cada momento com seu filho.

Embora pareça óbvio, compreender que as coisas sempre passarão nem sempre é fácil, porque, ao vivermos a dificuldade, temos a sensação de que ela nunca acabará.

Então, lembre-se: se você estiver em uma fase ruim, em algum momento ela não vai mais existir; da mesma maneira, se for uma fase boa, também passará, por isso deve ser aproveitada ao máximo.

A aceitação vem algum dia?

Alana sempre foi o maior sonho da Lilian. Desde a adolescência, ela dizia que teria uma filha chamada Alana, o futuro pai gostando ou não da ideia. Quando os dois risquinhos apareceram no teste de gravidez em uma tarde de sol, foi uma alegria sem fim. Por sorte, Rodrigo, o pai, adorou o nome. E assim se seguiram a gestação e o primeiro ano de Alana, que se desenvolveu dentro do esperado.

Logo depois do primeiro aniversário da filha, Lilian notou que ela não estava mais falando as palavrinhas que havia aprendido nem olhando nos olhos da mãe. Segundo o médico e a escola, essas alterações se deviam à pandemia de covid-19. O tempo de isolamento em casa nessa fase tão importante foi o que levou todos a acreditarem que o retorno à escola faria o desenvolvimento continuar como o esperado.

Entretanto, mesmo com os estímulos da volta às aulas, Alana estava cada vez mais "no próprio mundo" e já tinha perdido algumas das habilidades conquistadas anteriormente.

Como não podia esperar mais que o "efeito da pandemia" passasse, Lilian procurou um médico especialista e descobriu que o comportamento da filha não tinha nada a ver com o período de isolamento. Então veio o diagnóstico: autismo. Não foi uma fase fácil. Havia muitas perguntas e poucas respostas, além da vontade de correr atrás do "tempo perdido" e aproveitar a janela da neuroplasticidade,[6] como o médico orientou.

Vieram o medo, a dor, a vontade constante de chorar, o desespero. Com o tempo, também começaram a vir a alegria das conquistas, a melhora no comportamento escolar e tantas outras coisas positivas. Lilian percebeu que o caminho ser diferente do que ela havia planejado não significava ser pior ou triste, só significava ser outro – talvez com mais pedras, mas com inúmeras flores coloridas e frutas deliciosas.

"Mari, você realmente acredita que um dia eu vou superar tudo isso?". Essa é uma pergunta recorrente, tanto na clínica quanto nas redes sociais. A descrença de que as coisas podem ser melhores é tão grande que as mães atípicas não querem buscar novos caminhos, por acreditarem que eles podem nem existir.

---

6 A neuroplasticidade é a capacidade que o cérebro tem de aprender e de desenvolver memória. Isso acontece com a reorganização e a reestruturação celular.

Talvez você esteja passando por isso e essa pergunta também seja frequente em sua cabeça. A partir do momento em que você se permite pensar "Será que pode ser diferente? Será que pode ser menos sofrido, menos penoso?", entra em contato com os pensamentos que a fazem sofrer, começa a entender o porquê de tudo e então pode decidir o que precisa mudar.

Esse é um grande primeiro passo. Imagine-se querendo entrar em uma piscina e só conseguir pensar no quanto a água está gelada, no quanto será ruim e desconfortável estar nela. Porém, quando você se permite encostar na água, percebe que não está tão fria assim. É provável que você não mergulhe imediatamente, mas vá colocando as pernas cada vez mais fundo; desse modo, nota que a água não está tão gelada, que não é ruim como imaginou, e passa a desfrutar de coisas incríveis dentro da piscina. Você ainda tem dúvida, ainda sente medo, mas se permite entrar em contato com aquela situação desconfortável e se abre para a possibilidade de ela ser diferente do que imaginou.

Nossa sociedade é muito preconceituosa e nos faz pensar que uma pessoa com deficiência não tem o mesmo valor de uma pessoa sem deficiência. Passamos a acreditar que pessoas atípicas têm algo tão diferente que não devem ter os mesmos direitos nem o mesmo respeito das demais. Isso é totalmente descabido. Com o tempo, você começa a aprender – e a ensinar – que todos nós somos diferentes e que as deficiências apenas fazem essas diferenças serem mais visíveis. Entender isso é libertador!

Tomar a iniciativa e começar é o percurso mais difícil. Os medos vêm, a insegurança é constante, e as mães costumam resistir. Em algum momento, você vai perceber que o máximo que pode acontecer é a água estar mesmo muito fria e precisar lidar com isso. Não é o que acontece na maioria dos casos. Ao se permitir, você descobre coisas maravilhosas sobre seu filho, começa a notar evoluções que antes passavam desapercebidas, e aquele caminho tão emaranhado se abre, assim como quando você tem a grata surpresa de sentir a temperatura agradável da água da piscina e se pergunta por que não experimentou antes.

Por isso eu digo que, sim, a tal aceitação um dia chega. Isso não significa que a vida será apenas felicidade, até porque nenhuma vida é assim. Novas fases virão, e você poderá ter sentimentos parecidos com os do início do percurso; por essa razão, é importante aprender a lidar com elas – para que, quando (e se) voltarem, você já tenha as ferramentas certas para passar por isso de maneira mais tranquila.

A vida sempre terá altos e baixos. Quando você aprende a olhar para seu filho em primeiro lugar e só depois para o diagnóstico dele, quando percebe que o diagnóstico é só um "detalhe" da vida, a maternidade atípica passa a ser mais leve e mais feliz.

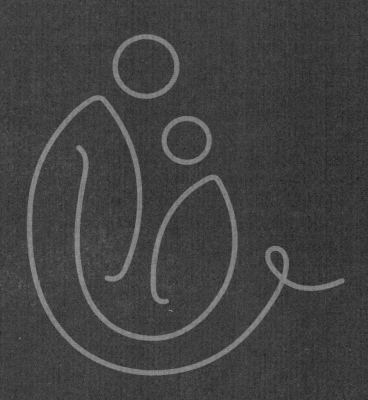

Capítulo 6

O que fazer quando o diagnóstico chega

Respire. Eu sei que você tem sido estimulada a "correr contra o tempo", achando que precisa procurar ajuda e que há muitas coisas a serem feitas. Antes de tudo isso, respire. Realmente é importante buscar uma equipe especializada para atender seu filho, mas, primeiro, você deve processar a nova realidade.

Permita-se sentir o que quer que seja e colocar tudo isso para fora. Talvez você esteja se sentindo sozinha, perdida, como se nada mais se encaixasse. Esse sentimento faz parte e pode mesmo aparecer, principalmente logo no início, e, assim como as outras fases, também vai passar.

Nesse momento, você precisa de praticidade para organizar seus pensamentos e afazeres e colocar em prática o necessário, tanto para ele quanto para você. Por isso, desenvolvi um passo a passo para ajudar:

1. Pesquise grupos em sua cidade ou entre amigos para descobrir quais equipes (médicas ou não) são mais bem recomendadas.
2. Verifique se os atendimentos que você buscará serão particulares ou realizados por convênio médico.

3. Marque horários com alguns profissionais para conhecê-los e definir com quais deles você mais se identifica.
4. Organize sua agenda a fim de ter tempo para as terapias e demais atividades que seu filho precisará realizar. Não se esqueça de que é importante encontrar um tempo para você também.
5. Procure atendimento para você, caso esteja difícil lidar com tudo sozinha.

Mesmo que esteja tudo turbulento agora, saiba que as coisas vão se ajeitar e que você está fazendo o melhor que pode. Comece por onde der, com os recursos que você tiver no momento. Mesmo que digam que é urgente começar as terapias e estimulações, não adianta você se angustiar por algo inviável no momento. Então, foque o que é possível fazer e lembre-se de que existe outra pessoa muito importante que também precisa de cuidados: você.

Acolhendo o diagnóstico do seu filho

Nada parecia fazer sentido para a Ana quando, na tarde quente do dia que seria o melhor da vida dela, o médico entrou no quarto do hospital e disse que gostaria de falar com ela e o marido. Os dois tinham visto rapidamente a filha durante o parto e achavam que parecia estar tudo bem. Naquele momento, estavam só aguardando que a trouxessem para junto deles.

Dr. Eduardo, um médico muito sério e empático, se sentou ao lado de Ana e disse que a Luíza tinha nascido com síndrome de Down, a trissomia do cromossomo 21, uma síndrome genética. "Como isso é possível?", ela pensou, uma vez que tinha feito o pré-natal direitinho e nada tinha sido apontado nos exames.

A primeira pergunta veio do pai, indagando se o médico tinha certeza daquilo. Dr. Eduardo disse que sim, que tinha pedido para outros dois pediatras analisarem o caso a fim de fechar o diagnóstico – mesmo assim, pediriam um exame de cariótipo para confirmação.[7] Também explicou que a bebê não tinha qualquer comorbidade, ou seja, qualquer doença ou malformação que pudesse prejudicar a saúde. Luíza era um bebê saudável.

Ana mal conseguia ouvir; parecia que as vozes estavam embargadas, e ela só pensava naquele diagnóstico. Tentava encontrar um jeito de provar que era tudo um engano ou que estava sonhando e logo acordaria com a filha no colo.

Quando Luíza chegou no quarto, Ana chorava tanto que nem conseguiu pegá-la no colo. Sentia muito medo de

---

7 O exame de cariótipo é uma análise laboratorial que estuda os cromossomos presentes nas células de uma pessoa.

O que fazer quando o diagnóstico chega

não saber o que fazer, misturado com a realidade que ela não queria enxergar. Alguns minutos depois, finalmente olhou para Luíza e sorriu. Pegou a filha no colo e a acolheu com todo o coração. A enfermeira, muito prestativa, auxiliou a primeira mamada, que era um sonho de Ana, mas talvez não fosse possível devido à hipotonia de Luíza.[8] O primeiro sonho não foi realizado, e veio a primeira mudança de rota. "Vou tentar o máximo que for possível", disse Ana à enfermeira, sobre a amamentação.

E foi aos poucos que Ana entendeu que nem sempre as coisas estariam sob o controle dela. Na verdade, a maioria delas não estaria, e isso não a faria deixar de tentar fazer sempre o melhor pela filha.

Quando recebe o diagnóstico de um filho, uma mãe vive uma espécie de luto. Muitas vezes, chega a se perguntar: "Como posso estar em luto, se meu filho está aqui, vivo?". Isso acontece porque o luto se manifesta quando sofremos alguma perda significativa, que pode ser até uma demissão ou o fim de um relacionamento. Nesse caso,

---

8 Hipotonia é uma condição que gera redução no tônus muscular, resultando em músculos que ficam muito relaxados. Isso pode levar a sintomas como músculos flácidos, dificuldades posturais, maior flexibilidade nas articulações e, em casos mais severos, problemas respiratórios. É facilmente identificada em bebês pela dificuldade na sucção e deglutição e pelo choro fraco.

ocorre a perda do filho idealizado; ou seja, aquele que foi sonhado, que só existiu na imaginação da mãe.

Elisabeth Kübler-Ross, uma psiquiatra suíça erradicada nos Estados Unidos, dedicou a vida a estudar a morte e o morrer. Ao observar mães de crianças cegas e depois adaptar as informações ao contexto estudado, criou fases que chamou de "fases da aceitação". Cinco delas se popularizaram mais: negação, raiva, barganha, depressão e aceitação.[9][10]

Quanto mais eu leio sobre esse assunto e escuto mães atípicas, mais identifico características bem específicas dessa maternidade e que podem ser ligadas de alguma maneira às fases do luto de Kübler-Ross, ainda que não sejam totalmente iguais no processo.

Percebo que toda mãe atípica passa por um momento de negação, em que é difícil acreditar no diagnóstico. Depois vêm a raiva e a barganha; em seguida, a depressão, que gera uma paralisia por um tempo muito maior do que o luto tende a permanecer. Esse tempo, de acordo com minha experiência, pode durar cerca de três anos. É nesse período que as mães atípicas costumam se afastar das pessoas, não conseguem planejar o futuro e creem que a vida será só sofrimento. Muitas vivem em tristeza profunda, sem

---

9 KLÜBER-ROSS, E. **Sobre a morte e o morrer**: o que os doentes terminais têm para ensinar a médicos, enfermeiras, religiosos e aos seus próprios parentes. 10. ed. São Paulo: Martins Fontes, 2017.

10 KLÜBER-ROSS, E. **A roda da vida**. Rio de Janeiro: Sextante, 2017.

vontade de se arrumar, comendo pouco ou ficando com sobrepeso por comer demais. Não é raro sentirem sono o tempo todo ou terem insônia, o que não as deixa descansar.

Então vem a culpa, que fala que você deveria ser mais, fazer mais, correr mais atrás para que seu filho possa se desenvolver. Você fica o tempo todo tentando ser mais, e cada dia que passa acredita menos em si e na vida. A depressão na maternidade atípica pode se transformar em profunda e crônica se não for tratada; por isso, se você sente e pensa coisas similares ao que descrevi aqui, é importante que procure ajuda profissional. Não tenha vergonha, não pense que pode ser só exagero seu. Não é.

Procure atendimento psiquiátrico e inicie terapia com um psicólogo. O tratamento conjunto de medicação e terapia, quando necessário, é muito importante para que você consiga sair dessa fase e aprender o que pode fazer se ela surgir novamente.

Quando chega o período de aceitação, ocorrem dois momentos: no primeiro, você percebe que é possível ser feliz apesar da deficiência de seu filho; depois, descobre que, mesmo com a deficiência, ele pode ter uma vida feliz, trilhar novos caminhos e ter um futuro muito mais próspero do que você pensou.

Com base em minha experiência com mães atípicas e tendo profundo respeito a todos os estudos feitos por Kübler-Ross, tomei a liberdade de adaptar as fases criadas por ela e chamá-las de "fases do acolhimento", para que estejam adequadas à realidade vivida por você e tantas outras mães atípicas.

É importante mencionar que, apesar de geralmente se manifestarem na ordem listada a seguir, as fases podem se misturar e uma durar menos que a outra. Além disso, elas não acontecem de modo linear, e sim em ciclos, pois cada nova fase a que seu filho chega pode despertar sentimentos "antigos". Cada mãe vive de maneira diferente cada fase, e é esperado que seja assim.

Negação

Quando recebem o diagnóstico do filho, muitas mães atípicas pensam que pode ter havido um engano e não conseguem acreditar que seja real. Esse sentimento pode durar apenas alguns segundos ou vários dias. Em alguns casos, pode durar mais que isso, o que passa a ser preocupante, visto que, quando nega o diagnóstico, essa mãe pode acabar sendo, mesmo sem querer, negligente com os cuidados indispensáveis. Ao pensar que não é verdade, ela pode não procurar orientação ou não aderir às condutas necessárias. Para as pessoas em volta, essa negação pode parecer estranha, uma vez que a criança demonstra os sintomas relacionados ao diagnóstico.

Por outro lado, algumas mães relatam o extremo contrário, afirmando que a chegada do diagnóstico trouxe um alívio, pois sabiam que havia algo diferente no filho e muitas vezes eram taxadas como "loucas", como se estivessem procurando problemas.

É claro que cada caso é um caso, por isso ninguém terá uma experiência exatamente igual a outra. Pode ser que você tenha se identificado com a primeira fase e pode ser que nem se lembre de ter passado por isso – faz parte.

Raiva

Nessa fase, você começa a perceber que "toda aquela história sobre o diagnóstico" é mesmo verdade. Essa assimilação pode gerar comportamentos agressivos, na maioria das vezes verbais e direcionados às pessoas mais próximas, que convivem com você.

Isso acontece porque quando sentimos raiva acabamos descontando, mesmo sem notar, em quem mais confiamos. Muitas vezes, esses parentes, geralmente o companheiro ou marido, não entendem o motivo de essa raiva ser direcionada a eles, afinal, são as pessoas que mais nos amam e estão ao nosso lado nesse momento desafiador. Pode haver algum afastamento entre vocês nesse período, devido a essa situação.

A raiva costuma vir com o inconformismo, uma sensação de não querer lidar com aquilo e começar a entender que não será um momento passageiro, e sim permanente. Ela pode durar alguns meses e até anos, apesar de ficar presente apenas por alguns meses na maioria dos casos.

Barganha ou negociação

Aqui, você entende que existe um diagnóstico. Mesmo sabendo que não há cura para a deficiência – já que não é uma doença –, passa a prometer inúmeras coisas para que um milagre seja feito. Muitas mães acreditam que esse milagre virá e, dependendo da situação, podem ficar paralisadas, assim como na negação, aguardando que ele aconteça.

Não se trata de você deixar de ter fé ou esperança em relação ao diagnóstico de seu filho, e sim de compreender que é preciso encarar essa situação.

É uma fase que costuma durar poucos meses, pois também é o período em que você provavelmente começa a pesquisar informações sobre o diagnóstico, conhecendo quais são os sintomas, os tratamentos e os prognósticos. Dessa maneira, você passa a entender que há um caminho a ser percorrido e a esperança sempre existirá, porque o diagnóstico não é o fim da linha.

Tristeza profunda

Percebendo que "nada" mudou a situação de seu filho, você entra em tristeza profunda, com sentimentos de desânimo e desesperança. Apesar de todo o sofrimento intenso vivido nesse período, você não deixa de buscar tratamentos e se preocupa em fazer o melhor.

Nessa fase, embora estejam deprimidas, nem sempre as mães atípicas entram em depressão. Segundo o *Manual diagnóstico e estatístico de transtornos mentais*, o transtorno depressivo maior se caracteriza por humor deprimido durante a maior parte do dia, diminuição acentuada do interesse ou prazer em todas ou quase todas as atividades durante a maior parte do dia, diminuição ou aumento do apetite, insônia ou hipersonia, agitação ou atraso psicomotor observado por outros

A esperança sempre existirá, porque o diagnóstico não é o fim da linha.

Mariana Sotero Bonnás
@marianabonnas

(não autorrelatado), fadiga ou perda de energia, sentimentos de inutilidade ou culpa excessiva ou inapropriada, capacidade diminuída de pensar, de se concentrar ou indecisão, pensamentos recorrentes de morte ou suicídio.[11] Se você se identificou com cinco ou mais sintomas, é importante buscar ajuda profissional médica e psicológica. Não deixe para depois.

A meu ver, diferentemente da fase de depressão quando se vivencia o luto de perder alguém querido, na maternidade atípica você precisa aprender a viver sem o filho que desejou e a lidar com um diagnóstico que não queria que seu filho tivesse e que gera muitos medos e angústias.

Durante essa fase, você dificilmente percebe coisas positivas e pode achar que nada vai adiantar a não ser a cura, mesmo sabendo que ela não chegará ou sequer existe, dependendo do caso. Você passa a ter dificuldade de notar os avanços de seu filho, faz comparações com crianças que têm o desenvolvimento típico e cria expectativas muito acima do que ele pode executar no momento, o que acaba se tornando motivo de constantes frustrações.

Em minha prática clínica, tanto em atendimentos individuais quanto em grupos, percebo que essa é a fase mais demorada, muitas vezes permanecendo por anos e se caracterizando, portanto, como um transtorno depressivo.

---

11 AMERICAN PSYCHIATRIC ASSOCIATION – APA. **Manual diagnóstico e estatístico de transtornos mentais**: DSM-5 - TR. 5. ed. Porto Alegre: Artmed, 2023.

Entendimento

Quando a fase do entendimento chega, você começa a compreender que, apesar da deficiência, ainda é possível ter uma vida leve e feliz. Você passa a analisar as coisas de modo mais realista, não depositando expectativas inatingíveis em seu filho e no desenvolvimento dele, aprendendo a valorizar cada pequena conquista.

Durante esse período, pode ser que você ainda enfrente momentos de desânimo, mas com bem menos frequência. Também passa a falar mais do diagnóstico para outras pessoas, e os caminhos da vida ficam menos nebulosos e mais fáceis de enfrentar.

Acolhimento

Na fase do acolhimento, você se dá conta de que, mesmo com o diagnóstico inesperado, é possível ser feliz. É um acolhimento não apenas de todas as necessidades que a criança apresenta, mas também de seus sentimentos maternos em relação a ela. Você passa a encarar situações que antes não eram percebidas e entende que não é uma questão de aceitar o diagnóstico, e sim de acolhê-lo, fazendo seu melhor por seu filho e por você também.

Chegar a esse momento não significa que tudo ficará mais fácil. Porém, quando você para de considerar a deficiência um problema, todo o peso dela desaparece, e a maternidade passa a ser vivida com mais leveza e menos cansaço emocional.

Mesmo que a rotina continue corrida, com diversas terapias e tratamentos, o estresse antes comumente percebido

Mesmo com o diagnóstico inesperado, é possível ser feliz.

Mariana Sotero Bonnás
@marianabonnas

passa a não aparecer com tanta frequência, permitindo que você experiencie esses momentos com maior prazer. A fase do acolhimento é importante porque nela você se livra de todo o sofrimento constante e começa a reequilibrar seus papéis, como de esposa, profissional, amiga, filha, entre outros, que tinham ficado esquecidos.

Isso faz que você se sinta "viva" de novo, voltando a ter sonhos e perspectiva para o futuro, mesmo que ainda com preocupações relacionadas a seu filho. É o momento ao qual toda mãe quer chegar, mas nem todas conseguem alcançar sozinhas ou com facilidade, pois cada uma tem a própria história de vida e maneira de lidar com os desafios.

Conhecer-se e se permitir vivenciar seus sentimentos, mesmo os mais difíceis, é um passo muito importante para você chegar à fase do acolhimento.

Quando o diagnóstico do filho também é o diagnóstico dos pais

Quando um diagnóstico de transtornos genéticos é recebido, é comum que um dos pais também seja diagnosticado. Isso pode ocorrer não apenas em casos de síndromes e deficiências, mas também em condições como autismo e TDAH. Nem sempre essa notícia é recebida facilmente, pois, depois de uma vida toda sem esse diagnóstico, a pessoa pode achar que não é importante buscar mais informação.

Pode acontecer também de os pais negarem essa possibilidade, mesmo com evidências significativas, e não quererem fazer avaliações para confirmar. Nesses casos, a situação fica bem delicada porque, apesar de o adulto pensar que não fará diferença saber se tem ou não algum diagnóstico, o autoconhecimento é importantíssimo para a saúde mental.

Descobrir um transtorno na fase adulta pode fazer várias peças de situações da vida se encaixarem, explicando desafios e comportamentos que antes não faziam o menor sentido. A partir do momento que você tem clareza do que sente e pensa e do modo como se comporta, pode buscar ajuda nas áreas que percebe serem as mais afetadas e compreender melhor por que certas situações podem ser tão difíceis para você e tão simples para os outros.

É possível, ainda, que o adulto que suspeite de ter algum transtorno experimente sentimentos de decepção, o que costuma estar ligado ao capacitismo presente na sociedade. Todos nós, de certa maneira, aprendemos a ter essas atitudes. Lidar com tais sentimentos inclui entender que o valor de uma pessoa não está relacionado a um eventual diagnóstico, seja de deficiências, síndromes, transtornos ou doenças raras. Cada indivíduo é valioso.

Confirmar se você ou o pai da criança tem o mesmo diagnóstico de seu filho é libertador e pode dar diversos novos significados para a vida.

Capítulo 7

O preconceito e o capacitismo na sociedade

Não fazia muito tempo que Emily tinha se tornado mãe da Luciana quando chegou o diagnóstico de paralisia cerebral devido a uma hipóxia[12] no parto. Emily não entendia exatamente o que significava essa condição e, como a saúde da filha estava boa, nem se importou.

Com o tempo, as dificuldades no desenvolvimento de Luciana começaram a ficar cada vez mais claras para Emily, mostrando que talvez a filha não fosse como ela imaginava. Esse foi um golpe duro, pois, sempre que via alguém com alguma deficiência perceptível na rua, fazia comentários como "Coitada, eu jamais daria conta de ter um filho assim!".

De repente, Emily se tornou a mãe que "jamais daria conta de ser". Isso doeu, mas doeu ainda mais quando os olhares começaram a ser não somente para ela, mas também para a filha, conforme as necessidades específicas de Luciana

---

12 A hipóxia ocorre quando o corpo ou uma parte do corpo não recebe oxigênio suficiente para que as células e os tecidos funcionem apropriadamente. Durante a gestação ou no momento do parto, essa falta de oxigênio pode causar danos cerebrais, comprometendo o desenvolvimento e o funcionamento adequado do cérebro.

tornavam-se mais evidentes. Depois de relatar para a psicóloga todo o desconforto que sentia com os olhares e as falas das pessoas, Emily se deu conta do próprio preconceito. Ela percebeu que não querer sair de casa, para evitar as atitudes negativas, também era uma forma de capacitismo.

Emily entendeu que, assim como ela, a sociedade em que vivia tinha aprendido a julgar os outros pela aparência, a estranhar o diferente e achar que poderia se sentir superior a alguém apenas por não ter uma deficiência. Não foi de uma hora para outra, mas ela ressignificou tudo em que acreditava a esse respeito, foi desconstruindo as próprias crenças e, com isso, acolheu muito melhor o diagnóstico da filha.

Segundo o último censo do Instituto Brasileiro de Geografia e Estatística (IBGE), realizado em 2022, no Brasil há 18,6 milhões de pessoas com deficiência com 2 anos de idade ou mais, o que corresponde a 8,9% da população.[13] Apesar de ser um número considerável, faz pouco tempo que elas convivem em sociedade. Isso acontece por

---

13 IBGE. Instituto Brasileiro de Geografia e Estatística. Divulgação dos resultados gerais. **Pessoas com deficiência 2022**. 2022. Disponível em: https://agenciadenoticias.ibge. gov.br/media/com_mediaibge/arquivos/0a9afaed04d79830 f73a16136dba23b9.pdf. Acesso em: 27 set. 2024.

diversas razões, e acredito que as principais sejam o preconceito e o capacitismo. Durante muito tempo, pessoas com deficiência e vários outros indivíduos considerados diferentes do padrão ficavam isolados da sociedade, em casas muitas vezes situadas em locais distantes do centro das cidades.

Com o tempo, foram criados hospitais psiquiátricos para os quais essas pessoas "diferentes" eram enviadas, porém sem o objetivo de dar a elas tratamentos dignos, e sim para que fossem escondidas – e até esquecidas. Essa triste realidade por bastante tempo prejudicou inúmeras pessoas, já que a sociedade passou a acreditar que elas tinham menos valor do que as demais (capacitismo) e se tornou preconceituosa, normalizando o uso de termos pejorativos para defini-las e colocando-as em um lugar ao qual não pertenciam.

No livro *Capacitista em desconstrução*, o autor Alex Duarte explica que isso tudo se deu porque a percepção que normalmente se tem sobre pessoas com deficiência foi definida pela falta de convivência com elas e pela maneira como a ciência e a cultura definiram essas condições como algo incomum.[14]

É inegável que o modo como as pessoas com deficiência eram tratadas deixou marcas não apenas em quem sofreu o preconceito, mas também na família e nos amigos.

---

14 DUARTE, A. **Capacitista em desconstrução**: um guia para transformar seus preconceitos em oportunidades de inclusão. [*S. l.*]: Champion, 2021.

Ainda são comuns ações e falas preconceituosas que reforçam isso, mesmo sem querer. Quando alguém xinga alguém de "retardado" ou diz que "finge demência", está usando palavras que diminuem uma pessoa com deficiência intelectual só para atingir o outro ou justificar uma ação errada. A mesma coisa acontece quando se fala "Você está surdo? Não entende nada do que eu falo" ou "Que mancada, olhe o que você fez", para citar alguns exemplos.

Considerando todo esse cenário, fica mais fácil entender por que é tão difícil para uma mãe acolher o diagnóstico de um filho: ela não quer que essa criança tenha algo diferente das demais e corra o risco de sofrer preconceito ou qualquer outra dificuldade.

Felizmente, essa realidade está mudando, mas ainda estamos dando passos lentos para que todas as pessoas tenham os mesmos direitos e que a sociedade não seja igualitária, e sim tenha equidade, ou seja, acolha as necessidades específicas de cada um, fazendo que todos tenham a mesma chance de viver de modo digno e feliz.

Eu quis falar um pouco sobre tudo isso porque a cultura do preconceito faz as mães atípicas terem muito mais dificuldade em entender que está tudo bem ter filhos com deficiência. Os desafios poderão ser maiores, sim, a vida será diferente do que foi planejado, mas isso não significa que ela e o filho terão menor valor ou que ela será digna de pena por ter um filho com necessidades específicas.

Um último ponto bastante importante é que o primeiro preconceito a enfrentar como mãe atípica será o seu. Você também faz parte da sociedade que um dia segregou as pessoas "diferentes" e ainda acha que isso pode ser considerado normal.

Essas palavras, talvez difíceis de serem lidas, devem ser a base para uma reflexão sobre como fomos criadas e como estamos educando nossos filhos, típicos ou atípicos, para que saibam que a deficiência não é defeito, e sim uma maneira diferente de ser.

A dor que ninguém menciona

Maria Antônia nasceu em uma família com muitas posses. Sendo a única filha, neta e sobrinha, sempre teve tudo o que queria. E assim foi crescendo, tomando decisões e tornando reais os planos que fez. Formou-se na faculdade que escolheu, casou-se com o primeiro namorado e, depois de pouco tempo, decidiu que estava na hora de ter o primeiro filho. Ela queria ter pelo menos três, então achou que começar logo era uma boa ideia.

A gravidez aconteceu tão rápido que Maria Antônia até se assustou. Embora tivesse se consultado com um médico e feito tudo o que era necessário, pensou que o processo levaria mais tempo. Apesar do susto, ela e o marido ficaram muito felizes e animados. Tudo correu bem durante a gravidez e, com 39 semanas e 3 dias, a bolsa estourou. Felipe nasceu sem complicações aparentes, saudável, foi direto para o colo da mãe e gerou uma alegria sem fim.

Felipe sempre foi bem risonho, mas Maria Antônia achava que ele estava muito "molinho" para a idade. Tinha lido que, por volta de 6 meses, ele deveria conseguir se sentar, mas isso não aconteceu. Preocupada, foi ao médico, que disse que alguns bebês demoram um pouco mais mesmo. Por insistência de Maria Antônia, o médico a encaminhou para um neuropediatra.

Depois de longos meses de agonia e muitos exames, o resultado definitivo finalmente chegou: Felipe tinha síndrome de Prader-Willi.[15] O mundo de Maria Antônia pareceu desabar. Ninguém na família dela ou do marido tinha aquele diagnóstico. Na verdade, ela não conhecia ninguém que tivesse qualquer deficiência.

Apesar de buscar informações sobre a síndrome e possibilidades de tratamento, continuava sonhando com uma possível cura. Por conta disso, não conseguia ver os avanços que o filho fazia.

---

15 A Síndrome de Prader-Willi é uma uma doença rara provocada por uma alteração no cromossomo 15 que causa fraqueza muscular, fome constante, dificuldades de aprendizado e deficiência intelectual. Por não ter cura, pessoas com essa síndrome precisam de cuidados médicos e suporte para melhorar a qualidade de vida.

> Até o momento, Felipe já evoluiu bastante e está indo superbem nas terapias. Agora, Maria Antônia conversa com as pessoas sobre o diagnóstico e até voltou a sair, com toda a família, como costumava fazer. Secretamente, ainda deseja que o filho não tivesse nada disso.

Algumas mães já me relataram uma dor emocional que muitas vezes se torna física, no peito, acompanhada de uma tristeza que toma conta e parece não passar. Esses sentimentos intensos podem vir de um pensamento comum nesses casos, mas que gera culpa: não querer um filho com deficiência.

Esse pensamento pode surgir, além de diversos outros fatores, pelo modo como a sociedade enxerga alguém diferente do padrão esperado – como se isso existisse. Tudo o que você sabe sobre pessoas com deficiência influencia diretamente como você enxerga seu filho.

O fato de que um filho com algum diagnóstico pode ser alguém dependente por toda a vida pesa sobre a mãe atípica. A intensidade dos cuidados pode mesmo não mudar, mas a fase atual vai passar, e seus sentimentos relacionados a isso também podem mudar (para melhor) com o tempo.

Esses pensamentos e sentimentos podem se manifestar logo após o diagnóstico, um tempo depois ou permanecer por anos a fio. Pode ser que façam parte de uma

O preconceito e o capacitismo na sociedade **105**

Tudo o que você sabe sobre pessoas com deficiência influencia diretamente como você enxerga seu filho.

Mariana Sotero Bonnás
@marianabonnas

negação do que está acontecendo, assim como de outros sentimentos conhecidos por mães em geral, como o medo do futuro e de que o filho sofra algum tipo de preconceito ou discriminação.

Em determinados momentos, você sentirá que nada mais importa, como se a única solução fosse encontrar uma maneira de seu filho se curar. Nesses casos, você acaba esquecendo (ou não querendo perceber) que, com exceção de doenças que envolvem diretamente a saúde da pessoa, os diagnósticos não se relacionam a curas, pois seu filho não está doente.

Mesmo que você busque tratamentos que podem trazer benefícios, muitas vezes continua sentindo que não é suficiente. Quanto mais pesquisa faz, maior parece ser a frustração por perceber que, apesar da evolução, seu filho nunca alcança o desenvolvimento esperado por você. E aqui é importante frisar que a expectativa materna com relação ao desenvolvimento do filho pode se tornar irreal com o tempo. Isso não quer dizer que você não deva acreditar nele ou no potencial dele; se você não acreditar em seu filho, quem vai? Por isso é importante aprender a comemorar cada conquista, pois não alcançar o que você espera não significa que ele não alcançou o máximo possível naquele momento.

Durante o período em que apenas a cura é o foco, o sofrimento é quase constante, e o distanciamento do filho ocorre para evitar tanta dor. Costumo dizer que quando isso acontece é como se você vestisse uma armadura e colocasse um escudo em sua frente, para que a dor não possa alcançá-la o tempo todo. Isso até funciona, mas esse escudo também impossibilita você de entrar em contato com a pessoa incrível que existe antes de qualquer diagnóstico, que é seu filho.

Algumas mães não percebem nada de bom ou positivo na maternidade atípica, por isso na terapia esperam encontrar uma maneira de sair de toda essa situação. "Como posso encontrar coisas boas no meio de tantos desafios?", muitas me perguntam. Não sei em que ponto do percurso você está, se já se sentiu assim ou não; no entanto, se essa é sua realidade, saiba que você não está sozinha. Muitas mães também lidam com isso, e tudo, absolutamente tudo, tem dois lados. É possível encontrar o que existe de bom nas situações que você vivencia.

Não há dúvida de que você ama seu filho. Já se perguntou como ele seria sem o diagnóstico? Mesmo nos casos de deficiências adquiridas, não seria ele mesmo sem a condição que tem hoje. Ele seria outra criança, é claro; não seu filho como você o conhece hoje. Pensar nisso pode auxiliar você nessa jornada de se descobrir uma mãe atípica.

Não existe fórmula mágica nem uma única receita para todas as mães, mas há meios de encontrar um novo caminho que também pode ser feliz e cheio de boas recordações, pois a vida nos dá desafios e sempre nos mostra como superá-los. Talvez só seja necessário que você mude as lentes dos óculos que tem usado para enxergar a vida.

Você não precisa falar do diagnóstico do seu filho para todo mundo

Sabe quando você fica na dúvida se deve falar do diagnóstico de seu filho para uma pessoa que acabou de conhecer? Sabe aquele sentimento de estar negando o diagnóstico se não falar sobre ele? Não há nenhum problema em não querer abrir o diagnóstico para qualquer pessoa. E isso não significa que você não acolhe seu filho. Pode significar que você apenas não tem motivo para falar sobre isso, que naquele dia não estava com vontade de explicar o que é ou, ainda, que não faz o menor sentido contar para aquela pessoa em específico.

Não se culpe nem se julgue quando não se sentir à vontade para falar sobre o diagnóstico de seu filho. Lembre-se de que ninguém tem nada a ver com a vida de sua família, a não ser que você considere que tenha. Pense o seguinte: quando você está com cólica, por exemplo, não sai falando para todo mundo, como se tivesse que justificar algo. Então por que precisaria falar para todo mundo sobre o diagnóstico de seu filho?

Para auxiliar a encontrar a melhor resposta, você pode se perguntar: "Se essa pessoa souber do diagnóstico, isso vai ajudar meu filho de alguma maneira?". Se a resposta for "sim", é importante que você conte. Se a resposta for "não", deixe que a pessoa vá embora curiosa – digo isso porque muitas vezes as pessoas percebem algo e perguntam, não com a intenção de contribuir, mas só por curiosidade.

Vamos supor que você está no parquinho de uma praça, brincando com seu filho, onde há outras crianças e

Se você não acreditar em seu filho, quem vai?

Mariana Sotero Bonnás
@marianabonnas

mães. Você começa a perceber olhares diferentes para seu filho e a ficar incomodada com isso. Provavelmente não verá aquelas mães e crianças outra vez. Seu filho está brincando com elas sem problemas, mesmo que de modo um pouco diferente das outras. Por qual motivo você deveria mencionar o diagnóstico para as outras mães?

Pense nisso e siga mais leve, sabendo que a escolha de contar ou não é sua, e não tem nada a ver com falta de acolhimento do diagnóstico. É só você se respeitando. Entender isso lhe dará a tranquilidade de compartilhar o diagnóstico, seus sentimentos e pensamentos com quem realmente se importa com sua família, e não com qualquer pessoa que esteja apenas curiosa.

Capítulo 8

A invisibilidade e a sobrecarga das mães atípicas

Lá no início do livro, eu falei sobre o fato de ninguém enxergar a mãe atípica. Como é isso para você? Antes de continuar a ler, feche os olhos e reflita se e como essa invisibilidade a afeta.

Pode ser que você se sinta mal por não ter seu empenho reconhecido e por todas as coisas que você faz por e com seu filho, pelas horas que passa pesquisando, estudando e buscando informações, por todo o planejamento diário que para os outros parece que nem existe. Talvez seja o contrário e você goste disso de alguma maneira. Prefere que em determinados momentos não a vejam mesmo, deixem-na "quieta" e com isso também não afetem seu filho. É possível até que haja certa oscilação. De toda forma, o necessário é que você se sinta bem no dia a dia, que encontre sentido em seu viver.

Caso você perceba que essa invisibilidade mais atrapalha do que ajuda, pergunte-se como pode mudar isso. Será que você sente dificuldade em pedir ajuda e acaba passando a impressão de que é autossuficiente e por isso não precisa ser reconhecida em seus afazeres? Será que você permite que as pessoas se aproximem, conversem e digam como se sentem com relação a você? Você fala para elas como se sente a respeito de tudo isso?

Essa reflexão pode ajudá-la perceber que todas nós precisamos de ajuda em algum momento e que, quando a negamos, acabamos sendo mal interpretadas, gerando a ideia de que daremos conta de tudo. Porém, você não precisa dar conta de tudo – nem deve. Então, pense em como essa invisibilidade a afeta e altera sua vida. Considere se você se sente invisível para a sociedade ou dentro de casa, para seus amigos, vizinhos e familiares. A comum sensação de invisibilidade está diretamente relacionada a algo importante a ser analisado: a sobrecarga materna.

Se você perguntar para mães atípicas qual é o maior desafio que enfrentam, a grande maioria responderá que é o cansaço extremo todos os dias. Essa exaustão pode minar qualquer expectativa de a mãe atípica querer fazer coisas por ela, de seguir em busca de um propósito para a própria vida que não seja "só" o filho. A sobrecarga mental e física das mães atípicas é resultado de muitos desafios, como preocupações com a saúde do filho, a necessidade de cuidados constantes, o estresse financeiro e o isolamento social, pois muitas vezes não têm tempo nem energia para interagir com outras pessoas.

Talvez você se sinta assim, talvez não. O ponto principal é: se você não consegue descansar, se não dorme o quanto precisa e se os afazeres do dia a dia são maiores do que você sente que pode suportar, como pensar em autocuidado, em ter um tempo só para você?

Pode parecer bobeira, mas todo o seu cansaço começa na mente, porque a carga mental exigida de você é muito grande. Sua rotina não é apenas acordar, pegar seu filho e levá-lo para a escola ou para terapias, fazer o almoço e os afazeres domésticos. Antes de tudo isso, você deve programar essas atividades, certo?

Você precisa pensar como será o dia, arrumar a mochila pensando nas necessidades que seu filho terá ao longo dele. Precisa programar o que cozinhar no almoço, se os ingredientes já estão em casa ou não. Precisa pensar nos horários das terapias e em como encaixar o que ele deve fazer no dia. Tudo isso gera um gasto enorme de energia, do qual muitas vezes você nem se dá conta.

Acompanhar seu filho em todas as tarefas todos os dias cansa fisicamente, mas nada se compara ao cansaço emocional que vem junto. Pensando nisso, listo a seguir alguns sinais de que você pode estar sobrecarregada, com base em relatos das mães atípicas que atendo, para ajudá-la a ter um pouco mais de clareza.

1. Cansaço intenso.
2. Ansiedade.
3. Sensação de tristeza na maior parte do tempo.
4. Insônia.
5. Problemas de saúde, como dor crônica no corpo.
6. Isolamento social.
7. Dificuldade em equilibrar os cuidados com seu filho e as outras responsabilidades diárias.

Essa exaustão começa na mente porque não é apenas a programação mental que conta; o modo como você encara tudo isso também influencia. Organizar o dia pensando em quanto ele será difícil e cansativo é bastante diferente de quando você faz isso pensando que vai dar tudo certo. Faça esse teste hoje mesmo e analise como se sente quando muda a maneira de pensar sobre algo.

Todas temos a tendência de pensar negativo, já que nosso cérebro foi criado para encontrar problemas e pensar em como resolvê-los. Isso funciona bem com as coisas do dia a dia, mas não com os sentimentos, o que acaba nos prejudicando; afinal, toda vez que só conseguimos perceber o lado ruim ou negativo da situação, entramos em um ciclo de reclamações e desânimo.

Agora você já sabe que precisa pensar diferente, porém pode ser que esteja achando que falar é muito fácil, o problema é colocar isso em prática. Eu concordo, até porque já fui a pessoa que acordava mal-humorada, acreditando que meu dia seria repleto de estresse e cansaço. Quando me falavam para ser diferente, eu sentia raiva, pois o que a pessoa estava me falando parecia bem simples, mas eu não conseguia fazer. Hoje penso diferente, embora ainda tenha meus momentos de desânimo, até porque ninguém é positivo, feliz e animado o tempo todo. Tenha isso em mente para não se frustrar quando não conseguir ficar tão positiva em alguma situação. Permita-se compreender o que estiver sentindo e entender por que tal sentimento apareceu. Se você tentar evitar pensar, ele aparecerá com ainda mais frequência e incomodará seu dia.

Mudar a maneira de pensar não é algo que acontece da noite para o dia. Considere há quantos anos você vem pensando da forma atual. Provavelmente são muitos. Não é possível mudar "de repente" o modo como você interpreta o mundo ao redor. Isso precisa ser feito aos poucos, com pequenas mudanças. O importante é persistir.

A chave para qualquer mudança é tentar dia após dia e nunca desistir

Pense em seu filho e em todas as terapias que ele faz. Como seria a vida se ele não as fizesse? Ele alcançaria o desenvolvimento que tem hoje ou que terá no futuro? É provável que não, pois os estímulos e as aprendizagens nas sessões são cruciais para esse desenvolvimento. Participar das terapias não é fácil para a criança, mesmo que os profissionais sejam empáticos e respeitosos, visto que cada atividade proposta é um desafio. Mesmo assim, seu filho continua tentando, até o dia em que ele tenha adquirido aquele comportamento e possa passar para a "próxima fase" do aprendizado.

Agora, sabendo que você precisa mudar a maneira como encara as coisas para que sua vida seja mais leve, imagine a mesma construção pela qual seu filho passa, pouco a pouco aprendendo novas coisas e se desenvolvendo. Também não vai ser fácil para você, principalmente no início, mas você conhece o propósito, sabe o que a espera no futuro. Será desafiador tanto quanto é para seu filho nas terapias. Assim como você não o deixa desistir, não desista de evoluir.

A fé na maternidade atípica

Quase todas as mães atípicas com as quais conversei até hoje me disseram que a fé é importante na maternidade, pois de algum modo as conforta e fortalece. Perante desafios específicos, a crença religiosa pode servir como um pilar de apoio emocional e espiritual.

Ter fé é acreditar naquilo que não se vê, é ter certeza de algo sem ter qualquer indício de que aquilo vai ou não acontecer. Acreditar que existe um ser superior dá a essas mães não apenas esperanças de dias melhores, mas também a confiança de que os filhos se desenvolverão da melhor maneira possível.

Talvez você não se sinta assim. Pode ser até que tenha o sentimento de que esse ser superior a abandonou e não cuidou de seu filho; caso contrário, vocês não estariam vivenciando a situação de hoje. Nesse cenário, a fé – ou a recuperação dela – pode ajudá-la a encontrar forças em momentos difíceis, bem como oferecer uma perspectiva de longo prazo que a auxilia a manter a esperança e a perseverança. Por meio da oração e da meditação, você pode encontrar uma sensação de paz e tranquilidade, algo particularmente valioso em momentos de estresse e incerteza.

Gosto muito de um livro que trata desse assunto. Em *Quando coisas ruins acontecem com pessoas boas*,[16] o rabino

---

16 KUSHNER, H. S. **Quando coisas ruins acontecem com pessoas boas**. Rio de Janeiro: BestSeller, 2023.

A fé – ou a recuperação dela – pode ajudá-la a encontrar forças em momentos difíceis.

Mariana Sotero Bonnás
@marianabonnas

Harold Kushner conta a história do filho, que nasceu com progeria e faleceu aos 14 anos.[17] Kushner questiona por que essa ideia de um Deus que deixa as coisas acontecerem de propósito é tão forte. Segundo o autor, talvez Deus não controle tudo o tempo todo e também fique chateado como nós quando as coisas não acontecem como gostaríamos, mas a promessa d'Ele é que estará sempre ao nosso lado. Se essa reflexão fez algum sentido para você, recomendo que leia tal livro, que pode auxiliar bastante sua jornada de (re)conexão com suas crenças.

Criando filhos com e sem deficiência

A primeira gestação de Lúcia e Marcos foi tranquila. Durante o parto de Maria Julia, devido a algumas intercorrências, houve falta de oxigênio nos primeiros minutos de vida dela. Embora a bebê tenha ficado vinte dias na UTI neonatal, na tarde ensolarada de sábado, quando recebeu alta, ninguém falou que ela poderia ter sequelas.

Alguns meses depois, Lúcia começou a notar que o desenvolvimento da filha estava muito diferente do esperado

---

17 Também conhecida como síndrome de Hutchinson-Gilford, a progeria é uma condição genética extremamente rara que gera envelhecimento acelerado em crianças. É causada por uma mutação no gene LMNA, responsável pela produção da proteína Lamin A, que desempenha um papel crucial na estrutura do núcleo das células.

para a idade e decidiu procurar um especialista. O diagnóstico veio como uma bomba, e ela precisou de um tempo significativo para entender que Maju teria uma deficiência devido à paralisia cerebral constatada.

O tempo passou, às vezes rápido e em outros momentos se arrastando. Quando Maju estava com 4 anos, Lúcia e Marcos começaram a pensar em ter outro filho. Sentiam medo de ter mais uma criança com deficiência, não sabiam se dariam conta. Depois de conversarem com o médico que os acompanhava, decidiram tentar.

Lucas nasceu em um dia chuvoso. Eles decidiram que aquela era uma chuva de bênçãos para a nova vida que chegava. Não houve intercorrências, e no dia seguinte a família já estava completa em casa. O começo foi turbulento, muitos cuidados e um cansaço enorme, mas conforme Lucas foi crescendo, as coisas foram se ajeitando, a nova rotina foi entrando nos eixos.

Foi então que apareceu a dúvida de como deveriam educar Lucas tendo uma irmã com deficiência. Eles sabiam o que queriam ensinar, sabiam da importância de ele aprender a respeitar as diferenças e a considerar Maju e as demais pessoas com deficiência como indivíduos únicos. Também se preocupavam com a atenção que Maju exigia deles e como mostrar que ele era tão amado e respeitado quanto a irmã, ainda que as necessidades dela fossem diferentes.

Fruto dos estudos que fizeram e muito da intuição de como deveriam ser, mesmo com tantos desafios, dias

A invisibilidade e a sobrecarga das mães atípicas **123**

> de indecisão e angústias pelo caminho, Lucas, hoje com 16 anos, tem um amor imenso pela irmã. Embora ele tenha de lidar com as várias questões que a adolescência traz, sente orgulho da história que estão construindo juntos.

De todos os relacionamentos familiares, o entre irmãos geralmente é o mais duradouro, ultrapassando até mesmo o de pais, parceiros e crianças. Ainda assim, muitas vezes a devida atenção não é dada para esse laço.

Segundo estudos feitos pela psicóloga norte-americana Mandy Bryan, citados no livro *Criando irmãos felizes e amigos*, ter um irmão com deficiência não altera as características de um relacionamento entre irmãos.[18] O que difere é a maneira como os pais lidam com isso: se falam da deficiência do irmão para o outro filho, se o ensinam a lidar com o irmão e mostram meios de se comunicarem e interagirem. Essas ações são decisivas no fortalecimento do vínculo entre eles, por isso pais atípicos não devem sentir insegurança quando os filhos estiverem juntos.

Ensine às crianças típicas como devem ser as brincadeiras e como podem viver momentos harmoniosos.

---

18 PARKER, J.; STIMPSON, J. **Criando irmãos felizes e amigos**. Rio de Janeiro: BestSeller, 2008.

Mesmo em casos com maior comprometimento, é possível que elas encontrem maneiras de passar um tempo juntas.

Para que o convívio entre irmãos seja sadio e possa criar vínculos fortes e duradouros entre eles, os autores Parker e Stimpson também sugerem algumas ações bastante importantes na rotina de uma família atípica.[19]

1. **Permita que a relação entre os irmãos se desenvolva.** Assim eles terão uma compreensão maior das necessidades e criarão um vínculo fraterno para toda a vida.

2. **Tenha um tempo para cada filho individualmente.** Sei que isso é um grande desafio, mas é necessário para que cada criança se sinta amada e importante. Se não for possível sair de casa apenas com um dos filhos, encontre pequenos momentos na rotina para ficar com ele. Diga sempre o quanto são importantes e únicos para você.

3. **O que é óbvio para você pode não ser para as crianças.** Caso o irmão atípico tenha uma condição grave, que necessite de constantes internações, por exemplo, é importante deixar claro para o filho sem deficiência com quem ele ficará caso aconteça alguma coisa inesperada.

---

19 PARKER, J.; STIMPSON, J. **Criando irmãos felizes e amigos**. Rio de Janeiro: BestSeller, 2008.

4. **Explique por que o irmão com deficiência precisa de mais atenção.** Esclareça que isso não tem a ver com amor, mas com o fato de que cada um tem necessidades específicas, que demandam mais ou menos tempo.

5. **Valide os pensamentos e sentimentos das crianças.** Isso é importantíssimo para qualquer momento. Lembre-se de que para o adulto pode ser uma bobeira, mas para a criança, típica ou atípica, todos os sentimentos são legítimos e precisam ser compreendidos e analisados.

6. **Faça seus filhos se sentirem amados e queridos.** Converse, fale de seus sentimentos, da vontade que sente de estar junto deles, do que pensa sobre o relacionamento de vocês. Muitos pais pensam que falar de sentimentos é um sinal de fraqueza, quando na verdade é o contrário; trata-se de um sinal de respeito e uma boa maneira de mostrar para as crianças que elas também podem e devem falar o que sentem. Fale com seus filhos mesmo que pareça que eles não estão ouvindo ou entendendo. Nós nos comunicamos muito mais com gestos, entonação de voz e postura do que com as palavras ditas.

7. **Dê importância para os desafios pelos quais o irmão sem deficiência passa.** Quando se tem um filho com deficiência, pode parecer que os desafios corriqueiros do filho típico são banais, mas para ele são grandes desafios a serem superados, por

isso é importante dar atenção e validar todas essas vivências, simples ou não.

8. **Não fale que o irmão sem deficiência vai cuidar do outro**. Para uma criança, é um peso muito grande crescer pensando que será "obrigada" a cuidar do irmão. Ensine, por meio do exemplo, a amar e se importar com o irmão. Quando a hora chegar, ele mesmo vai querer cuidar, sem que seja necessário alguém obrigá-lo a isso.

Cada família tem uma vivência diferente de acordo com a própria realidade. É importante você saber o que dá ou não para fazer e encaixar o que for possível em seu dia a dia, contribuindo para a harmonia em sua casa e o bom relacionamento entre seus filhos.

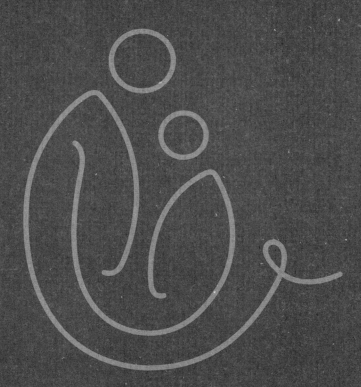

Capítulo 9

Quem está ao seu lado?

Há um provérbio africano muito conhecido que diz o seguinte: "É preciso uma vila inteira para criar uma criança". Essa é uma realidade distante para muitas mães, pois cada uma vive na própria casa, com a própria rotina e realidade. Muitas pessoas não estão mais próximas da família, com "todo mundo crescendo junto", como acontecia na época de nossos avós.

Para as mães atípicas, esse desafio é ainda maior. Muitas pessoas dizem que sempre estarão disponíveis, mas na prática acabam ficando distantes. Convém salientar que a ajuda não se refere necessariamente aos cuidados com o filho com desenvolvimento atípico, já que a rede de apoio é muito mais do que ter alguém para passar uma tarde cuidando da criança. Ela pode até ser virtual.

A seguir, citarei alguns tipos de rede de apoio, para que você pense quais seriam interessantes e quem poderia fazer parte deles. Se você não é mãe atípica, mas conhece quem seja, essa indicação pode direcioná-la a contribuir de alguma maneira.

Com isso, quero também esclarecer algo para quem realmente quer ajudar: não há problema em não saber o que fazer ou ter medo de não saber cuidar direito de uma criança com alguma necessidade específica. Em vez de dar alguma desculpa, seja sincera com a mãe sobre isso e pergunte como você pode ser útil. Às vezes, tudo que ela precisa no momento é de alguém para colocar o lixo para fora ou comprar um remédio na farmácia.

Rede de apoio presencial

Essa rede é bem importante e a mais difícil de ser encontrada, pois muitas mães atípicas não têm com quem contar para os cuidados do dia a dia e a dinâmica familiar, como levar às terapias ou à escola. E aqui estamos falando de alguém que divida os afazeres, desde cuidar de fato da criança (dar banho, comida, medicações, entre outros) até acompanhá-la em terapias, aulas extras e tratamentos.

Rede de apoio virtual

O objetivo dessa rede é que você tenha alguém com quem falar sobre as dores e delícias de ser mãe atípica. Na grande maioria das vezes, são mães atípicas que se unem para desabafar e se sentirem compreendidas nas próprias demandas e sentimentos. Esses grupos podem acontecer em redes sociais de maneira informal ou ser mais específicos, como grupos de apoio ou terapêuticos, nos quais há uma mediação das conversas para que haja sempre respeito e harmonia.

É superimportante que você participe de um desses grupos ou tenha pelo menos uma mãe atípica com a qual possa compartilhar seus pensamentos. Você pode buscar grupos em sua cidade, onde também podem acontecer encontros presenciais com mães de filhos com o mesmo diagnóstico, ou que morem em qualquer lugar do mundo. A internet é maravilhosa nesse sentido.

Rede de apoio paga

Pode parecer que, se alguém é contratado para ajudar, não integra uma rede de apoio, porém qualquer pessoa que contribua de alguma maneira pode ser considerada parte de uma rede, mesmo recebendo por isso. Se essa é uma opção viável para você, não se sinta mal por ter uma babá, acompanhante terapêutica ou cuidadora que a ajude no dia a dia.

Tenho certeza de que esse auxílio fará muita diferença, e você poderá focar outros aspectos de sua vida que também são importantes, sem se preocupar, sabendo que seu filho está em segurança. Isso é libertador!

Escola e terapias

Os períodos em escola e terapias também podem ser considerados como rede de apoio, uma vez que há profissionais responsáveis pela criança, e você pode focar outras coisas. Aproveitar esse tempo fará toda a diferença em sua rotina e saúde física e emocional.

Não vou citar parceiros ou maridos como rede de apoio porque, na verdade, eles fazem parte da família e são tão responsáveis quanto você pelos cuidados com os filhos. O que eles fazem e devem fazer não é ajuda, e sim obrigação.

Entendo que ainda vivemos uma realidade bastante machista, na qual o homem muitas vezes é visto como o provedor da casa, enquanto a mulher deve se dedicar ao lar e aos filhos, mesmo quando também trabalha. Se existe um acordo sobre isso, tudo bem; o importante é não se sentir mal quando seu parceiro ou marido estiver responsável pelo filho de vocês, mesmo que seja para você ter um tempo sozinha. É superimportante que haja tal envolvimento e que criem vínculo entre eles.

A mãe que decidiu ser atípica

Talvez esse título tenha parecido estranho para você e a faça pensar: "Que mãe escolheria ser atípica?". Afinal, quando algum diagnóstico chega, além de diversos sentimentos confusos, traz terapias, tratamentos e rotinas a serem organizados e cumpridos, o que causa muito cansaço, falta de tempo e outras questões. Pode parecer que ninguém escolheria viver isso, principalmente se considerarmos que a sociedade ainda define as pessoas "diferentes" – por diagnóstico, aparência ou qualquer outra característica fora do "padrão" – como menos merecedoras, acarretando capacitismo e preconceito.

Nem sempre essas mães desejam adotar uma criança com deficiência, síndrome, transtorno ou doença sem cura. Elas não se planejam para isso e muitas vezes nem sabem que existe essa possibilidade. Tal situação acaba acontecendo durante o processo de adoção, quando, ao conhecerem as crianças, criam um vínculo com alguma, independentemente de ter ou não algum diagnóstico. A meu ver, considerar primeiro a criança e depois investigar se ela tem ou não um diagnóstico deveria ser o padrão, pois estamos falando de vidas, de seres humanos, e não de pacotes ou objetos.

Hoje, no Brasil, ao preencher os papéis de interesse em adoção, é possível escolher o perfil físico, a idade aproximada da criança ou do adolescente que se deseja adotar, inclusive se há interesse na adoção de pessoas com algum tipo de deficiência. Quando o adotante sinaliza que a criança pode ter algum diagnóstico, até passa na frente de muitas outras pessoas nessa fila (que costuma demorar anos). Inclusive esse é um incentivo para a adoção de crianças que precisam de cuidados específicos, que nem sempre podem ser oferecidos pela instituição em que estão, e também pelo fato de nem todos os candidatos se interessarem por elas.

Quando falamos de adoção, não podemos esquecer, como comentei antes, que se trata de um ser humano, uma pessoa com sentimentos, emoções e uma história sendo escrita. Alguém que merece maiores chances de ter mais qualidade de vida. É preciso ter responsabilidade e maturidade para se permitir vivenciar todo o processo, mesmo com os desafios que aparecerão.

É perceptível, ao longo dos últimos anos, uma mudança na maneira como as pessoas estão encarando isso. Parece mais claro que filho é filho, independentemente se veio "da barriga" ou "do coração", e que todos merecem uma família amorosa e respeitosa para ter uma vida digna em todos os aspectos.

Todos merecem uma família amorosa e respeitosa para ter uma vida digna em todos os aspectos.

Mariana Sotero Bonnás
@marianabonnas

Se você ainda não consegue entender como alguém escolheria adotar uma criança com deficiência e que, a princípio, terá mais desafios na vida, tudo bem. Porém, convido-a a fazer uma reflexão importante: quem garante que uma criança sem diagnóstico não possa ter um no futuro ou se envolver em outros problemas, por exemplo, e dar "mais trabalho" do que uma criança com deficiência?

Então, mães e famílias que decidem se tornar atípicas não devem ser menosprezadas nem colocadas em um "pedestal" por terem adotado aquela criança; cada um conhece a própria realidade melhor do que ninguém e toma as decisões que julga serem as melhores para si e aqueles que ama. Adotar uma pessoa, com ou sem deficiência, é uma questão de amor. Significa que essa mãe deseja ter uma família, quer poder educar essas crianças, dar o amor que talvez elas nunca tenham recebido, transformá-las em filhos e contribuir para uma sociedade melhor.

Algumas pessoas acreditam que, nos casos de adoção, as famílias não se escolhem, e sim se reconhecem, como se fosse algo já "predeterminado" na história de cada um, faltando apenas o momento de se encontrarem fisicamente. Se acontece mesmo desse modo, eu não sei. O que sei é que toda e qualquer adoção deve ser validada e respeitada, tornando nosso mundo um lugar mais inclusivo e cheio de pessoas únicas, cada uma com a própria singularidade e o mesmo direito de ser feliz.

Quando a mãe atípica perde um filho

Ter um diagnóstico não significa que a pessoa apresenta uma doença ou um risco de morte, mas, infelizmente, muitas vezes ele vem acompanhado de uma ou mais comorbidades[20] que podem ser bastante sérias. Devido a isso, a mãe atípica passa a vivenciar situações de constante insegurança e medo, tendo de aprender a lidar com internações e intervenções necessárias para a manutenção da saúde e do bem-estar do filho.

Em geral, pessoas com comorbidades passam grande parte da vida no hospital, para que possam receber o suporte adequado, ou em *home care*, que é o conjunto de atividades desenvolvidas na casa do paciente, em função da complexidade assistencial e da avaliação socioambiental realizada por uma equipe multiprofissional de saúde.

O maior medo de qualquer mãe é perder um filho. Quando essa perda acontece, é muito importante que a mãe receba acompanhamento psicológico e médico, além do apoio da família e de amigos – não para superar o fato, porque não é algo a ser superado, mas sim para reaprender a viver.

As principais linhas de pesquisa atuais sobre o luto tratam da importância de se criar uma relação simbólica com aquele ente importante que se foi, para que essa

---

20 Comorbidade é a presença de duas ou mais doenças ou condições de saúde ao mesmo tempo em uma mesma pessoa. Essas doenças podem interagir entre si, potencializando os sintomas e complicando o diagnóstico e o tratamento delas.

pessoa possa ser lembrada mesmo depois que fisicamente não estiver mais presente. Alguns autores acreditam que o luto materno gera uma dor incalculável que não pode ser vista como uma doença, com um período definido para terminar, pois é um fenômeno que dura a vida toda.[21] Essa mãe precisa aprender a conviver com o luto, com a falta desse filho.

Como muitos filhos com desenvolvimento atípico exigem cuidados constantes, as mães atípicas se dedicam quase 100% às necessidades deles, então pode ser ainda mais desafiador encarar a vida e encontrar um novo propósito quando eles não estão mais no mundo físico.

Passar pelo luto de um filho é completamente diferente de perder qualquer outro ente querido, porque o natural da vida é que os pais faleçam primeiro. Quando um filho perde os pais, ele fica *órfão*. Quando os pais perdem um filho, qual nome se dá para isso? Não existe uma palavra, porque não se espera que isso aconteça.

Para quem está ao redor, a melhor maneira de contribuir nesse processo é perguntar se há algo a ser feito e, mais do que tudo, não fingir que aquele filho nunca existiu. Talvez no início possa parecer mais indicado não falar sobre o assunto; porém, acompanhando mães que perderam filhos, percebi que o que mais as

---

21 FEIJOO, A. M. L. C. de; NOLETO, M. C. M. F. O imensurável da experiência do luto materno. **Psicologia: Ciência e Profissão**, Brasília, v. 42, 2022. Disponível em: https://doi.org/10.1590/1982-3703003240345. Acesso em: 23 set. 2024.

magoa é justamente as pessoas fingirem que essa criança não existiu.

A decisão de não falar do filho falecido deve ser da mãe, e não de quem está em volta. Ainda assim, é importante que ela consiga colocar os sentimentos para fora de algum jeito. Se você quiser realmente ajudar, deve honrar a vida daquela pessoa que se foi, mostrar aos familiares (em especial às mães) que essa jornada não foi em vão e que ela continuará a ser lembrada, mesmo não estando mais aqui.

Se você está passando ou já passou por isso, primeiro quero dizer que eu sinto muito, muito mesmo. Não consigo nem imaginar a extensão de sua dor. Quero que saiba que o tempo ajudará a trazer recomeços e bons motivos para sua vivência. Talvez você pense que não foi melhor assim, como algumas pessoas insistem em dizer – até porque o melhor mesmo seria que nada disso tivesse acontecido, não é? Saiba que essa dor que muitas vezes tira seu ar pode diminuir, até se tornar suportável. Se você não está conseguindo fazer isso sozinha, peça ajuda a alguém em quem confie e busque apoio profissional sempre que necessário.

Não há palavras que consolem uma mãe que perdeu um filho. Não há quem saiba o que esse sentimento significa sem ter passado por ele. Mas há caminhos novos a serem construídos, e dessa dor imensa podem brotar flores que deem novos significados para sua jornada.

Não há palavras que consolem uma mãe que perdeu um filho.

Mariana Sotero Bonnás
@marianabonnas

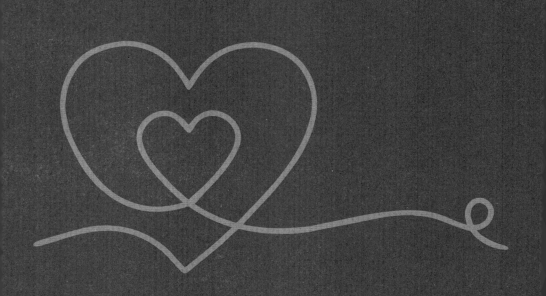

Capítulo 10

Os 4 pilares de uma maternidade atípica mais leve e feliz

Chegamos a uma das partes mais esperadas deste livro.

Ter mais clareza do que você está sentindo e pensando é ótimo, e saber como melhorar sua qualidade de vida para vivenciar uma maternidade mais prazerosa e ser feliz ao lado de seu filho é essencial.

Em todos esses anos de atuação no atendimento a mães atípicas, percebi que alguns passos são essenciais para o sucesso na jornada em busca de autoconhecimento e mudança de pensamentos e comportamentos. Por isso, a seguir apresento, de maneira objetiva, o que tem mostrado eficácia na clínica quando se trata de vivenciar dias mais tranquilos. São apenas quatro passos que gerarão mudanças significativas no modo como você percebe a si mesma, seu filho e o mundo.

É importante dizer que seguir esses passos é essencial, porém não substitui a psicoterapia. Portanto, caso você não consiga realizá-los sozinha ou os sentimentos negativos ainda estejam intensos, procure ajuda profissional para auxiliá-la a lidar com os desafios que surgirem.

1. Auto-observação

Prestar atenção em seus comportamentos, pensamentos e sentimentos é o primeiro passo para se entender e aprender a mudar o que for negativo. A auto-observação nem sempre é um exercício simples, pois muitas pessoas não estão acostumadas a olhar para si mesmas. Em meio à correria do cotidiano e dos cuidados com seu filho, reserve um tempo para perceber como você se comporta, o que acontece pouco antes de momentos de estresse e quais tipos de pensamentos você tem durante o dia.

Você pode fazer anotações em um caderno ou, se preferir, em algum aplicativo no celular. Não precisa ser nada muito demorado ou detalhado. Para começar, pode registrar um desafio grande do dia, como você se sentiu com relação a isso e o que fez para mudar, uma palavra que defina seu dia ou um desenho de uma carinha (emoji) que represente seu humor. Um exemplo de desafio pode ser: "Meu filho não quis trocar de roupa hoje para ir à escola".

Você saberia me dizer, agora, qual é a parte mais difícil de seu dia? Em que momento você se sente feliz? Se a resposta for "não sei", comece a fazer esse exercício para que a mudança aconteça. Essa atividade não depende de ninguém, só de você. Com o tempo, será mais fácil identificar como têm sido seus dias e quais são os sentimentos e desafios mais frequentes. Então poderemos partir para o próximo passo.

É importante lembrar que ninguém lerá suas anotações, a não ser que você queira mostrá-las, pois elas serão suas, portanto, não tenha vergonha nem medo do que está sentindo ou pensando. Coloque tudo para fora!

2. Foco no presente

Agora que você já tem mais clareza de como é seu dia a dia, é importante aprender a manter o foco no presente sempre que possível. É claro que também é importante planejar o futuro, mas manter o equilíbrio entre presente e futuro é essencial. Muitas pessoas falam que precisamos focar o que está acontecendo agora, que a vida não está no passado nem no futuro; no entanto, por que temos tanta dificuldade de fazer isso?

Nosso cérebro não gosta de ficar mudando o *modus operandi* o tempo todo; por isso, se você pensa no passado ou no futuro constantemente, é assim que ele prefere continuar funcionando. Pensar igual não exige a criação de novas ligações neurais e gera menos gasto energético para o cérebro. Para nossos antepassados que viviam nas cavernas, isso era excelente, mas para nós não faz mais nenhum sentido poupar essa energia – pelo contrário, isso nos prejudica.

Quando você se propõe a pensar no presente, a princípio parece muito difícil. É como se você precisasse brigar com seus pensamentos para que o cérebro entenda que, de agora em diante, é assim que ele deve funcionar.

Aprender a dirigir também parece impossível, afinal é preciso fazer várias coisas ao mesmo tempo: pisar na embreagem, no acelerador ou no freio, trocar as marchas, prestar atenção no trânsito, nos retrovisores, nos

Os 4 pilares de uma maternidade atípica mais leve e feliz **147** pedestres etc. Conforme pegamos o jeito, tudo isso fica automático, e não precisamos mais pensar para fazer. Não é assim? Com nossos pensamentos é a mesma coisa. No começo você terá de fazer tudo "manualmente", forçando-se a pensar no presente, a prestar atenção no agora. Aos poucos, seu cérebro perceberá que você mudou o funcionamento, então passará a agir desse modo na maior parte do tempo.

Nesse processo, enquanto esses pensamentos não ficarem automáticos, pode ser que você precise demandar energia e força de vontade para mantê-lo assim. Quando isso acontecer, faça o seguinte: toda vez que você estiver com o pensamento no passado ou no futuro, preste atenção ao ambiente em que você está. O que há nele? Quais sons? Quais cheiros? O que você está sentindo com as mãos, as pernas e os pés? Isso ensinará ao seu cérebro que este deve ser o foco: o que você está pensando e vivendo agora.

Não se cobre para fazer esse exercício o tempo todo imediatamente. Lembre-se: será desafiador, por isso é melhor dar pequenos passos do que querer mudar toda a maneira de pensar de um dia para o outro e acabar desistindo. Afinal, faz muitos anos que você pensa assim, não é? Logo, a mudança não será tão rápida. Se você se permitir usar essa técnica uma vez ao dia, pelo menos, começará a aplicá-la mais vezes sem perceber e, então, terá conquistado uma enorme mudança.

Esse novo jeito de pensar fará que você não sofra tanto pelo que já foi ou pelo que pode vir. Assim, terá a possibilidade de avançar para o próximo passo, que é dar valor às pequenas conquistas diárias, tanto as suas quanto as de seu filho. Isso é maravilhoso!

3. Comemoração das pequenas conquistas

Quando você aprende a focar o presente, consegue ficar mais atenta às pequenas conquistas de seu filho, assim como às suas, que também são muito importantes. Muitas vezes, seu foco poderá estar em esperar grandes avanços, muitas vezes até maiores do que seu filho conseguirá conquistar no momento, e isso gera muitas frustrações.

Mesmo que o diagnóstico não indique ao certo o que ele pensa e o quanto entende do que acontece ao redor, é certo que seu filho sente seu estado de espírito e pode compreender seu desânimo e sua frustração como decepção com ele, mesmo com todo o esforço envolvido nas terapias.

Imagine a seguinte situação: Joana queria que seu filho, Marcos, andasse. Tudo que ele fazia diferente disso passava desapercebido. Quando ele finalmente andou, você acha que Joana ficou feliz da vida? Não. Passou a querer que ele corresse, e o andar perdeu a relevância. Você se identifica com esse cenário? Talvez seu filho esteja conquistando muitas coisas, mas, como elas não são iguais ao que você imaginava para esse período, se esquece de comemorá-las. Isso acontece também com seus próprios progressos. Não é importante – nem realmente necessário – que as mudanças sejam grandes. Mesmo que bem pequenas, é mais interessante que aconteçam todos os dias. Portanto, comece a valorizar os pequenos

Comece a valorizar os pequenos avanços e celebre com seu filho cada conquista dele.

Mariana Sotero Bonnás
@marianabonnas

avanços, celebre com seu filho cada conquista e lembre-se de que o que para você é muito fácil exige muito esforço de seu filho, e isso merece ser comemorado.

Retome o caderninho ou o aplicativo do primeiro passo e escreva tudo de positivo que vê em seu filho. Se estiver muito difícil, pergunte para as pessoas próximas, inclusive para a equipe multidisciplinar que o acompanha. Toda vez que os pensamentos de frustração e as altas expectativas vierem, pegue essa lista e a leia novamente. Sempre que houver novas coisas positivas a destacar sobre ele, anote. Dessa maneira, você começará a aprender a dar valor a isso, evitando sentimentos conhecidos e desagradáveis, como angústia, frustração e medo do futuro.

Minha sugestão é: escolha um pote com tampa e coloque nele uma etiqueta que indique "pote da alegria". Toda vez que seu filho ou você avançar em algo, escreva em um papel essa conquista e a data em que ela ocorreu e coloque no pote. De tempos em tempos, sempre que achar necessário, abra o pote e leia cada papel. Esse exercício a fará se lembrar de todo o trajeto percorrido. Ao vê-lo se enchendo, você terá um sinal concreto do quanto você e ele estão trilhando juntos um caminho lindo e cheio de conquistas.

4. Organização da rotina

Tão importante quanto aprender a se auto-observar e focar o agora e as pequenas conquistas é organizar seu dia a dia. Além de ser muito benéfico para seu filho, pois ter previsibilidade do que acontecerá o fará se sentir mais seguro e tranquilo, é uma grande ajuda na execução dos afazeres, inclusive para você ter um tempo de autocuidado.

Não é incomum que a agenda de uma criança com deficiência tenha muitos compromissos durante a semana, como terapias, escola, atividades extracurriculares e consultas médicas, por isso aprender a se organizar é fundamental.

Comece preenchendo uma tabela com os horários fixos de atendimento semanais.[22] Depois, acrescente tarefas como lavar e passar roupa, limpar a casa, fazer as unhas, entre outras – lembre que o autocuidado é importante e deve aparecer também. Com essa lista em mãos, divida as atividades durante a semana, para ter uma visão completa dos dias e evitar sobrecarga ou esquecimento.

Quando você programa seu dia com atividades que cabem nele, o sentimento na hora de dormir é de "dever cumprido", o que gera bem-estar e lhe permite relaxar melhor. Por outro lado, ao definir diversas coisas para fazer no mesmo dia, mesmo sabendo que não dará tempo, você se sentirá frustrada toda noite.

Nesse processo, é claro que imprevistos surgem, e pode ser que algumas tarefas de um dia tenham de ficar para outro. Considere que é mais fácil remanejar essas situações do que acordar todo dia na correria e sem um norte.

---

22 No fim deste livro, disponibilizei um QR code com modelos desse e de outros materiais que indiquei aqui.

Agora, talvez você esteja pensando que a organização dá bastante trabalho e que está muito cansada. Eu entendo e até concordo que, na primeira vez, dá mesmo mais trabalho. A vantagem é que, na sequência, a nova dinâmica se torna simples de programar e lhe proporciona mais tranquilidade.

Esses pilares são decisivos para uma maternidade atípica mais leve e feliz. Você só precisa começar. Se achar que pode ajudar, monte um grupo com outras mães atípicas; dessa maneira, uma pode incentivar a outra a não desistir. Quando se tem um grupo de apoio com todas na mesma sintonia, alcançar os objetivos se torna muito mais fácil.

Dar o primeiro passo é sempre mais difícil, porque demanda mais energia e comprometimento, mas garanto que vale a pena se esforçar para ter uma vida com muito mais significado. Eu acredito nisso. E você?

O que seu filho gostaria que você soubesse

A primeira coisa é: **a culpa não é sua**. Não importa o que tenha ocasionado o diagnóstico, seu filho sabe que a culpa não é sua. Até porque ninguém o ama mais que você, e isso é algo que ele também sabe, sem você precisar dizer.

Ele é feliz na maior parte do tempo. Ninguém é feliz o tempo inteiro, então o que quero dizer aqui é que ele gosta da vida que tem, mesmo com tantos desafios que para você podem parecer maiores do que para ele.

Sabe por quê? Porque ele não conhece uma vida diferente desta, ele não sabe como seria se fosse de "outro jeito", portanto, é feliz por ser como é.

O que você sente não é, necessariamente, a mesma coisa que ele. É por isso que pode ser que ele nunca passe por situações que fazem mal a você e a entristecem; vocês não têm o mesmo sentimento.

Existe um mundo inteiro para ser explorado, e seu filho quer sua ajuda para fazer isso; para mostrar a ele em quem confiar, para chegar a lugares antes não pensados e, principalmente, para acreditar nele em primeiro lugar. Nem sempre será fácil, mas você o preparará para isso, então será mais tranquilo quando alguma coisa acontecer.

Viva um dia de cada vez, assim vocês poderão aproveitar juntos os momentos especiais e enfrentar os desafios da melhor maneira, sabendo que eles também passarão. O melhor remédio que você pode dar a seu filho é o amor. É claro que é importante seguir as orientações médicas, mas sem amor tudo perde o sentido, e você não deve se esquecer disso em hipótese alguma.

Você é a primeira pessoa que deve acreditar no potencial de seu filho. Mesmo que digam que algo será difícil, você sabe que ele pode ir sempre um pouco mais longe. Não se trata de se iludir ou negar os fatos, e sim de acreditar sempre no desenvolvimento dele.

Cuidar de você é tão importante quanto cuidar de seu filho, e ele sabe disso; se você se sentir bem, ele também vai se sentir bem. Pode não parecer, mas ele percebe quando você escolhe uma roupa diferente, arruma os cabelos ou coloca um brinco novo. Esse cuidado tem a ver não só com a aparência, embora reflita o que está no lado de dentro, mas também com encontrar pequenos momentos capazes de fazê-la se sentir realizada. Tudo isso influenciará seu humor, bem-estar e autocuidado.

Por último, e talvez mais importante: **seu filho sabe que você é a melhor mãe que pode ser**. Reconhece seus esforços, a vê lutando pelos direitos dele, correndo atrás do que será melhor. Ele também sabe que você nem sempre consegue fazer tudo que é preciso, porém está sempre fazendo tudo que consegue.

Você é a mãe da vida dele.

Capítulo 11

Por que é tão importante cuidar da saúde mental das mães atípicas

Muito se tem falado da importância de cuidar da saúde mental, em especial das mães, que têm se sobrecarregado com cuidados relacionados à casa, à família e ao trabalho, porém pouco se fala das mães atípicas, que, além de tudo isso, enfrentam desafios únicos nos cuidados com os filhos.

Segundo um estudo publicado no *Journal of Autism and Developmental Disorders*, os níveis de estresse de mães de pessoas com autismo podem ser comparados aos de soldados que lutaram na Segunda Guerra Mundial. Elas vivem constantemente em alerta, seja por alguma questão de saúde dos filhos, seja pelas necessidades específicas deles, o que faz o estresse vivido por elas ser crônico.[23]

Um fato é irrevogável: a mãe que cuida de si cuida melhor do próprio filho. Certo dia, uma mãe atípica me falou algo que fez sentido para mim: ela acreditava que

---

23 HONORATO, L. Cuidando de si para cuidar do outro: terapia ajuda pais de crianças com TEA. **VivaBem Uol**, 17 maio 2023. Disponível em: https://www.uol.com.br/vivabem/noticias/redacao/2023/05/17/pais-em-psicoterapia-ajudam-no-tratamento-dos-filhos-com-autismo.htm. Acesso em: 7 mar. 2024.

ninguém cuidaria do filho melhor que a mãe, desde que essa mãe estivesse bem para isso. Estávamos em um grupo com outras mães atípicas, e elas concordaram. Muitas disseram que nunca tinham pensado por aquela perspectiva, mas que fazia bastante sentido.

Quando a mãe atípica se dispõe a procurar ajuda psicológica, na maioria das vezes sente como se estivesse no "fundo do poço" e vê a terapia como a última chance de tentar ficar melhor. Por isso é muito importante que o profissional de psicologia conheça as particularidades dessa maternidade, saiba acolher essa mãe de modo que ela perceba que ainda há o que ser feito para se sentir bem novamente.

É como se durante a vida nós andássemos por uma estrada que às vezes é lisa, mas às vezes tem buracos rasos e outros mais fundos. Toda vez que caímos em um deles, aprendemos uma maneira de sair, e assim vamos criando nossa "maletinha de experiências".[24] Quando o buraco é fundo demais, pode ser que, ao abrir a maletinha, a gente pense que uma pá é uma boa ferramenta para nos tirar dali, sem perceber que o uso dela deixa o buraco ainda mais fundo. Isso pode dar a sensação de que não existe mais nenhuma possibilidade; entretanto, se optarmos por uma corda e uma escada, conseguiremos sair do buraco, certo? Então, quando a mãe fala que já tentou de

---

24 HAYES, S.; SMITH, S. **Saia da sua mente e entre na sua vida**: a nova terapia de aceitação e compromisso. Novo Hamburgo: Sinopsys, 2022.

A mãe que cuida de si cuida melhor do próprio filho.

Mariana Sotero Bonnás
@marianabonnas

tudo para melhorar, isso é real, porém a psicoterapia pode ensiná-la a usar novas ferramentas ao longo da jornada.

É comum que essa mãe nunca tenha sido ouvida por ninguém e, portanto, não saiba nem por onde começar a falar das próprias dores e vivências. Se ela não sentir segurança no profissional, se não acreditar que ele realmente é capaz de ajudá-la, pode ser que não procure mais esse auxílio e com isso fique cada vez mais deprimida.

Alguns estados brasileiros, como São Paulo[25] e Rondônia,[26] têm sancionado leis referentes às mães atípicas, fortalecendo a importância de cuidar de quem cuida e oferecer atendimento psicológico para as mães atípicas no sistema público. É preciso que essas leis estaduais cheguem a todo o país, para que as mães de pessoas com síndromes, transtornos, deficiências e/ou doenças raras sejam vistas, ouvidas e, principalmente, cuidadas.

A fim de que elas tenham saúde mental, o primeiro requisito é ouvi-las com atenção, sem julgar ou achar que sabe o que estão sentindo. Com base nisso, é necessário:

---

25 SÃO PAULO (SP). **Lei nº 18.007, de 31 de julho de 2024**. Institui a "Semana Estadual da Maternidade Atípica" e dá outras providências. São Paulo. Assembleia Legislativa do Estado de São Paulo. 2024. Disponível em: https://www.al.sp. gov.br/repositorio/legislacao/lei/2024/lei-18007-31.07.2024. html. Acesso em: 27 set. 2024.

26 RONDÔNIA. **Lei nº 4.615, de 21 de outubro de 2019**. Institui a Semana Estadual da Mãe Atípica e dá outras providencias. Governo do Estado de Rondônia. 2019. Disponível em: http:// ditel.casacivil.ro.gov.br/COTEL/Livros/Files/L4615%20-%20 COMPILADA.pdf. Acesso em: 27 set. 2024.

1. Entender as histórias de vida e definir as estratégias que podem ser mais eficazes em cada caso.
2. Contribuir para que essas mães tenham clareza de que também merecem ser cuidadas.
3. Ensiná-las a organizar a rotina a fim de encontrarem algum tempo para si mesmas.
4. Mostrar a importância de focar o presente e comemorar cada pequena conquista, tanto delas quanto dos filhos.
5. Acompanhar também a família, entendendo os diagnósticos dos filhos e os respectivos impactos na vida dessas mães.

Em um estudo realizado em 2015, foram encontrados apenas dezenove artigos científicos sobre saúde mental de pais atípicos no Brasil, o que demonstra a necessidade de mais trabalhos a respeito desse tema. Uma das conclusões a que os pesquisadores chegaram consiste na importância da capacitação de profissionais da saúde que atendem esses pais, tanto para dar o diagnóstico dos filhos quanto para fazer o acompanhamento deles.[27]

Em todos esses anos trabalhando com mães atípicas em clínica, em atendimentos individuais, em grupo ou

---

27 OLIVEIRA, I. G. de; POLETTO, M. Vivências emocionais de mães e pais de filhos com deficiência. **Revista SPAGESP**, Ribeirão Preto, v. 16, n. 2, p. 102-119, 2015. Disponível em: http://pepsic.bvsalud.org/scielo.php?script=sci_arttext&pid=S1677-29702015000200009&lng=pt&nrm=iso. Acesso em: 23 maio 2024.

rodas de conversa, já ouvi diversas queixas relacionadas à falta de empatia e ética de psicólogos que apresentavam posturas capacitistas ou faziam as mães atípicas se sentirem piores do que quando não estavam em terapia. Quando eu perguntava sobre boas experiências, muitas relatavam situações referentes a sentir segurança e acolhimento por parte do profissional, além de serem ouvidas e entendidas.

Precisamos nos lembrar de que o estado emocional de uma pessoa interfere em tudo na vida dela. Você mesmo pode fazer um teste: experimente, ao acordar, pensar em quão difícil aquele dia será. No dia seguinte, acorde e pense na alegria e na felicidade que terá. Depois, compare qual dia foi mais tranquilo. A maneira como pensamos muda a realidade do que vivemos, já falamos sobre isso antes; portanto, aposto que o dia iniciado com o pensamento positivo tem muito mais chances de ser mais leve e fácil. Os desafios podem ser os mesmos, mas o modo como os encaramos muda tudo.

É claro que essa leveza no maternar atípico depende de várias questões. Cuidar da mente, aprender a ter clareza dos próprios pensamentos e sentimentos e compreender como se comporta são atitudes essenciais para que você de fato possa viver diferente e melhor.

Talvez você esteja lendo tudo isso e pensando que até gostaria de mudar a situação em que se encontra, mas não tem tempo ou dinheiro para isso. Então deixo algumas sugestões que podem ajudá-la a começar.

1. Procure um profissional de psicologia que faça atendimento on-line e com horários flexíveis, o que facilita o encaixe em sua agenda.
2. Se a questão for financeira, busque em sua cidade universidades que ofereçam o curso de Psicologia e inscreva-se para participar da clínica de atendimento gratuito oferecido por estudantes sob supervisão de professores. As instituições de ensino superior nem sempre cobram por esse atendimento; quando cobram, os valores são mais acessíveis nos atendimentos sociais.

Se você é mãe atípica, busque ajuda psicológica quando sentir que está precisando. Se você é profissional de saúde mental, capacite-se para atender esse público da melhor maneira possível.

Se cuide, mãe atípica

Júlia sempre foi superfriorenta, então não era muito amiga do frio. Por conta disso, estava sempre de conjunto de moletom e nem se lembrava mais da última vez que tinha se arrumado desde o nascimento do filho, que tem 5 anos. Luiz Antônio nasceu com paralisia cerebral, porém nunca se soube ao certo o que aconteceu durante o parto;

Júlia nunca quis investigar, já que acredita que isso não mudará o diagnóstico do filho.

Com a agenda cheia de terapias e a correria do dia a dia, Júlia sempre colocava a primeira roupa que encontrava e, quando lembrava, fazia um coque ou rabo de cavalo no cabelo. Há tempos, mal se olhava no espelho. Um dia, eu a convidei para fazer uma *live*, e ela topou na hora. Logo no início de nossa conversa, contou algo incrível: pela primeira vez em muito tempo, ajeitou o cabelo, passou um batom e colocou um brinco para aparecer bonita ao vivo.

Quando Luiz Antônio a viu, abriu um sorrisão e esticou os braços para tocar nos brincos. O menino não precisou dizer uma única palavra para que ela entendesse que ele tinha ficado muito feliz ao vê-la arrumada, que a achara linda.

Depois de um tempo, conversei com Júlia de novo. Ela disse que eu nem podia imaginar o quanto aquele dia a tinha mudado, porque depois daquilo nunca mais saiu de casa desajeitada. Mesmo na correria cotidiana, está sempre com batom e brincos, pois nada paga a alegria do filho quando percebeu que ela finalmente havia entendido que cuidar dele é também cuidar dela mesma.

Muitas mães de filhos com deficiência não permitem serem cuidadas ou se cuidarem; é como se ter um tempo próprio fosse errado. No entanto, falta-lhes a compreensão de que se cuidar não significa descuidar do filho. Pelo contrário, quando elas se cuidam, ficam bem e conseguem cuidar melhor de todos ao redor.

O autocuidado também está diretamente ligado ao humor. Mães atípicas que se sentem muito cansadas e tristes, que só conseguem focar os pontos negativos da realidade, têm mais dificuldade de pensar em se cuidar. Já as mães que, mesmo sabendo que os desafios virão, conseguem entender o que acontece com o filho e percebem que podem ter uma vida mais tranquila ao equilibrar os desafios e as coisas boas, ficam mais dispostas a se cuidarem.

Você já reparou que, quando está bem, parece que o clima da casa muda e seu filho muda também? Mesmo uma criança que não fala consegue demonstrar alegria ao ver que a mãe está se cuidando e feliz. Talvez você esteja pensando: "Será que meu filho percebe mesmo que eu estou me cuidando?". Eu garanto que sim.

Quando falo em autocuidado, não significa necessariamente passar o dia no salão de beleza – pode ser, se você gostar disso –, mas sim encontrar pequenos momentos para si mesma em sua rotina. Por exemplo, dez minutos no almoço para ler um livro, tomar um banho quente sozinha para aproveitar o momento de relaxamento, ouvir música etc.

A terapia também faz parte desse autocuidado. Muitas mães se culpam por deixar o filho com alguém para ter cerca de cinquenta minutos por semana só para elas. Pois saiba, mãe atípica, que essa culpa não é sua. Ela vem muito da sociedade, que coloca na mãe toda a responsabilidade pelo cuidado com os filhos e recrimina qualquer uma que queira fazer diferente disso.

Por isso, a partir de hoje, vamos combinar que você não deixará a culpa dominá-la. Diga para si e para os outros que, se você não estiver bem, não terá como dar seu melhor para seu filho e que, sim, você começará a ter um tempo para se cuidar. Pode ser que no começo nem você mesma acredite que fará isso, mas repita quantas vezes forem necessárias, até que se torne uma verdade absoluta: o autocuidado é importante e faz parte de sua vida.

Se você sentir dificuldade para encontrar ânimo, se parecer praticamente impossível encontrar um tempo na rotina para você mesma, comece com um exercício muito simples (mas nem sempre fácil!). Em frente ao espelho, olhe em seus olhos e fale em voz alta: "Eu me amo!". Diga três vezes seguidas e repita esse processo durante o dia. Se preferir, comece falando baixo, pode até ser em um sussurro. Depois, quando estiver mais confortável, aumente a voz e fale com toda a força: "EU ME AMO!".

Ninguém além de você poderá se amar e se cuidar tanto, então comece agora. Sempre que a culpa bater, volte a este capítulo, leia-o e lembre-se de que a culpa não é sua. Antes de continuar a leitura, dê uma pausa, beba água, vá ao banheiro e comece esse exercício agora mesmo.

O autocuidado é importante e faz parte de sua vida.

Mariana Sotero Bonnás
@marianabonnas

Você não é "só" mãe

Quando Beatrice engravidou de Celi, sentia que seria a realização de um grande sonho. Ela não fazia a menor ideia de como a vida seria, mas tinha na cabeça que tiraria no máximo um mês de licença do trabalho e depois tudo seguiria normalmente.

Assim que Celi nasceu, o médico disse que precisaria fazer alguns exames, pois tinha algo "errado". O mundo de Beatrice despencou. Como assim, algo errado? Beatrice nem gostava desse termo, uma vez que acreditava que não existia certo ou errado quando se trata de pessoas; cada um é como é. Mesmo pensando assim, não sabia como reagir, só rezava e pedia que fosse um susto e nada mais.

Os dias se passavam e, apesar de o exame demorar para sair, ficava cada vez mais claro que Celi tinha alguma síndrome rara. As expectativas de Beatrice foram se desfazendo, pois percebeu que todos os planos de voltar logo ao trabalho não aconteceriam, e ela se tornou "só" mãe.

Não sabia mais quando voltaria para o trabalho, não ligava mais para as amigas, nem lembrava que tinha uma vida além do hospital e da Celi, não conseguia seguir a rigorosa lista de afazeres diários.

O resultado chegou e indicou síndrome de Guion-Almeida.[28] Pedro, pai da Celi e marido da Beatrice, acabou indo embora depois de alguns meses, o que tornou a vida das duas mais tumultuada. Beatrice não sabia o que fazer, em muitos momentos se sentia perdida, cansada, sem ter ideia de como retomaria um pouco do que era antes. Ela sempre tinha se destacado no trabalho, era uma amiga para toda hora, a filha mais presente entre os irmãos, gostava de cuidar do corpo e da mente. Agora estava tão diferente! Distante desse alguém, que parecia ter ficado em outra vida.

Foram necessários alguns anos até ela conseguir se reorganizar. Precisou de ajuda, paciência e muito autoconhecimento para se remodelar dentro da nova realidade e perceber que poderia ser quem quisesse, porque ser mãe da Celi não era um peso, e sim uma maneira de ressignificar o que realmente importava na vida.

André, o novo amor de Beatrice, mostrou-lhe que sempre poderá ter um recomeço e que agora pode fazer novos planos e reestruturar os sonhos que tinham sido esquecidos.

---

28 Síndrome tipo Guion-Almeida é uma doença genética rara causada pelo desenvolvimento anormal dos primeiros e segundos arcos branquiais, resultando em anomalias craniofaciais e comprometimento do desenvolvimento neuropsicomotor e de linguagem. Outras condições, como perda auditiva, podem estar associadas.

A maternidade atípica traz tantas responsabilidades que, muitas vezes, essa mãe esquece que não é "só mãe". Ela tem diversos outros papéis, como amiga, esposa, filha, irmã, profissional e mulher, que acabam ficando de lado. Faça uma pausa agora e reflita sobre quais papéis você exerce na sociedade.

É claro que ninguém é o tempo todo 100% dos papéis que exerce na vida, porque é preciso ter um equilíbrio entre eles. Como fazer isso? Em um primeiro momento, avaliando os papéis que você tem hoje, definindo quais estão mais de lado e quais precisam de mais atenção, além do de mãe.

Imagine esses papéis como se fossem vários pratos que você equilibra ao mesmo tempo. Existem duas· opções: tentar equilibrar todos juntos ou escolher quais você pode guardar e voltar a equilibrar em outra situação ou momento. Se hoje você decide que ser mãe é o mais importante, o que você pode fazer amanhã por seu papel de profissional, por exemplo? Talvez em um mesmo dia você consiga encontrar pequenos períodos para que os papéis de sua vida possam se equilibrar.

Muitas mães atípicas me contam o quanto sentem falta de cuidar de si mesmas, trabalhar ou fazer algo que não seja só pensar na maternidade, mas que, pela falta de rede de apoio, nem sempre conseguem. Outras relatam que já desistiram de tentar dar atenção ao papel de mulher (o mais esquecido), pois têm a sensação de que precisarão de uma tarde toda livre para ir ao salão ou fazer qualquer coisa para se cuidarem.

Aqui é importante lembrar que pequenos cuidados podem acontecer no dia a dia, como comer um prato de comida quente ou tomar um banho mais demorado. Sei que esses são cuidados básicos, que podem até parecerem óbvios, mas muitas mães chegam a comer o que sobra dos filhos por falta de tempo. Faz sentido para você? Então precisamos mudar isso.

A seguir, listo alguns dos principais papéis das mães atípicas, que acontecem não necessariamente nesta ordem.

Mulher

Frequentemente o mais esquecido, no papel de mulher você deve cuidar de si, lembrar-se do que gosta, ter um tempo só seu para fazer o que quiser, mesmo que seja se deitar no sofá e fazer nada – não importa, precisa ser uma escolha sua. Experimente começar com pequenas mudanças no dia a dia, como decidindo comer seu prato favorito ou escolhendo músicas para ouvir que não sejam só pela preferência de seu filho.

Mesmo que essas coisas pareçam "básicas", nem sempre cabem no cotidiano, não é mesmo? A partir de agora, elas também serão parte da rotina.

Esposa ou companheira

Muitas vezes, infelizmente, os homens abandonam a esposa ou companheira quando os desafios começam a aparecer na família atípica. De acordo com dados divulgados pelo Instituto Baresi em 2012 e já citados anteriormente, cerca de 78% dos pais escolhem ir embora antes que o filho diagnosticado com paralisia cerebral e/ou doença rara complete 5 anos.[29] Em casais homoafetivos, isso não acontece com tanta frequência, em especial entre duas mulheres, que acabam se apoiando mais e sendo de fato parceiras nos cuidados com os filhos.

Dar importância para seu papel de esposa ou companheira fortalece o relacionamento, pois, assim como qualquer outra, essa relação social precisa ser cultivada e cuidada. O primeiro passo para focar isso é avaliar o diálogo entre o casal. Vocês falam como se sentem? Trocam informações sobre o dia a dia e os desafios que têm enfrentado? Seu parceiro ou parceira participa da rotina da casa e dos cuidados com o filho? Se sim, como isso é feito? Se não, qual é o papel dessa pessoa na rotina da casa? Isso a incomoda de alguma maneira? É importante que você tenha clareza dessas questões, para que possa definir por onde começar a cuidar desse papel.

Mencionei o diálogo porque a comunicação é um dos pontos mais falhos em um relacionamento. Geralmente a pessoa pensa ser muito óbvio o fato de que ela precisa de ajuda, por exemplo, mas para o outro isso não está tão claro e pode gerar uma grande confusão. No livro *A coragem de ser imperfeito*, Brené Brown dá um exemplo

---

29 LOURENÇO, T. Luta de mães de crianças autistas é marcada pela dor do abandono. **Jornal da USP**, 11 jan. 2021. Disponível em: https://jornal.usp.br/atualidades/luta-de-maes-de-criancas-autistas-e-marcada-pela-dor-do-abandono. Acesso em: 25 set. 2024.

muito bacana sobre isso.[30] A autora conta que, certa vez, estava em um lago nadando com o marido. Como esse era um hábito bem antigo deles, estava se sentindo muito feliz de estarem ali juntos, mas toda vez que ela tentava se aproximar ou falar, ele mal a respondia e se afastava. Ela ficou chateada, sem entender o que estava acontecendo, e começou a pensar que ele não a amava mais. Quando saíram do lago, decidiu questioná-lo. O marido contou que havia tido uma crise de pânico e tudo que conseguia fazer era nadar e pensar em como sair dali o mais rápido possível. Não tinha nada a ver com falta de amor, com o maiô que ela estava usando ou qualquer coisa ligada à relação conjugal. Se Brené não tivesse perguntado, talvez tivesse mudado a maneira de tratá-lo levando como certo algo que só existiu na cabeça dela. Também é importante salientar que o marido poderia ter comunicado a ela o que estava pensando e sentindo. Dessa maneira, ele teria sido acolhido, receberia a ajuda necessária no momento e teria evitado o mal-entendido entre eles. A comunicação é sempre uma via de mão dupla.

Por esse motivo, é sempre muito importante falar o que estamos pensando e perguntar o pensamento do outro. Sempre que necessário, questione se a pessoa entendeu o que você disse, repita se for preciso. Assim, os mal-entendidos da relação diminuirão.

---

30 BROWN, B. **A coragem de ser imperfeito**: como aceitar a própria vulnerabilidade, vencer a vergonha e ousar ser quem você é. Rio de Janeiro: Sextante, 2016.

Profissional

Algumas mães trabalham porque precisam; outras, porque sentem a necessidade de colaborar de alguma maneira para o mundo ao redor. É importante salientar que cuidar e educar os filhos é uma grande contribuição para a sociedade, mas em alguns momentos a mãe atípica pode querer fazer mais e ir além do papel de mãe.

Nenhuma maneira está certa ou errada, são apenas modos diferentes de compreender o papel profissional. Então, avalie o seu, tenha clareza da importância dele em sua vida e o quanto você está ou não cuidando disso. Você faz o que faz por gostar ou por precisar? Como você gostaria que fosse? É possível fazer diferente?

***

Talvez você sinta falta de priorizar algum papel que perceba estar esquecido, mas não sabe como mudar isso. Quero ajudar você a considerar isso e a mudar o que julgar necessário.

1. Escreva quais são seus papéis hoje.
2. Enumere-os por ordem de importância.
3. Pense em cada um deles e no que você gostaria de fazer.
4. Depois, considerando o que você gostaria de fazer, escolha as ações possíveis no momento, mesmo pequenas.

5. Comece a separar momentos do dia para executar esses papéis.

Não se cobre para estar ótima em todos. Os primordiais precisam de uma atenção especial, então tenha clareza deles e do que pode ser feito para que se equilibrem mais harmoniosamente.

Lembre-se: você tem a opção de escolher qual prato deixar cair se tiver clareza de quais são eles.

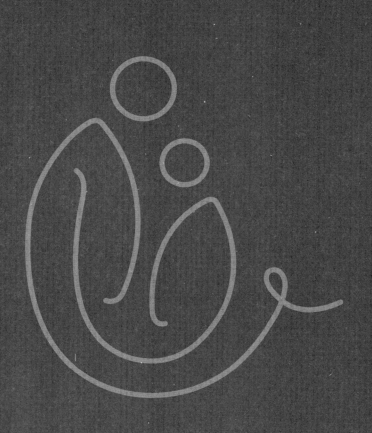

Capítulo 12

Reflexões de uma mãe atípica

Eu não sabia o que fazer quando recebi o diagnóstico da minha filha. Ao mesmo tempo que sentia que precisava buscar ajuda, eu não queria que nada daquilo estivesse acontecendo. Por que comigo? Eu sempre fui uma boa pessoa, ajudei quem pude, frequentei a igreja... Então por que minha filha tinha de nascer com uma síndrome rara? Ela não seria nada do que imaginei, e isso me atormentava, mas eu não tinha coragem de falar para ninguém, mal conseguia pensar nisso. Precisava fingir que estava tudo bem, que aceitava o diagnóstico e que não percebia o quanto as pessoas sentiam pena de mim. Até eu sentia pena de mim.

Malu recebeu todo o suporte de que precisava desde o início. Briguei com o plano de saúde, com clínicas e profissionais para garantir isso. No primeiro ano, eu achava que conseguiria "reverter" o quadro e que tornaria minha filha o mais "normal" possível. Demorou bastante para eu me dar conta do tamanho de meu preconceito e capacitismo por pensar que poderia "consertar" minha filha. A gente não conserta pessoas, afinal ninguém vem quebrado ou com defeito. Cada um é como deve ser, e eu aprendi isso na prática, vivendo um dia por vez há nove anos.

Precisei fazer muita terapia, passei noites em claro e em lágrimas e, principalmente, precisei me permitir avaliar todos os meus sentimentos, mesmo os mais doloridos e cruéis. Precisei entender que não temos o controle de tudo, pelo contrário, pouca coisa da vida é controlada por nós, e é nossa escolha definir como queremos encarar tudo que nos acontece.

É verdade que nada nos prepara para a maternidade atípica e que a sociedade ainda está longe de entender que todos somos únicos e dignos, mas é possível começar a mudar o modo como olhamos para nossos filhos. Eles não nos prometem nada quando vêm ao mundo, ninguém promete; somos nós que criamos os ideais em nossa mente e nosso coração. Até mesmo nossa expectativa de que nos façam felizes, como se eles tivessem essa obrigação, é irreal. Entender isso é libertador.

Quando passei a amar a Malu por quem ela realmente é, e não por quem eu achava que ela deveria ser, muita coisa mudou para melhor dentro de mim e, com isso, tudo à minha volta também.

Aquela pergunta que me fazia no início passou a ser "por que não eu?". Ela nunca foi castigo ou má sorte, ela sempre foi a Malu, minha filha risonha e com muita vontade de aprender.

Não foi nem será uma jornada fácil, e descobri que não cabe a mim decidir como quero que minha filha seja, do que ela gostará ou até onde poderá chegar. Minha função é amá-la, respeitá-la e ser o meu melhor para que ela possa ser o que ela quiser e puder ser.

Ser mãe atípica me mostrou que viver é muito mais que "cumprir o dia"; é lutar para que coisas boas aconteçam, é entender que "deixar a vida levar" não é o suficiente. É, acima de tudo, aprender que o amor é uma construção e pode nos tornar pessoas melhores a cada dia.

Andressa, 32 anos, mãe da Malu[31]

O lado bom da maternidade atípica

Na primeira vez que pensei nisso, esse raciocínio me pareceu meio contraditório, afinal passo o dia ajudando mães a enfrentarem os desafios diários que parecem engolir toda e qualquer coisa positiva da rotina delas.

Será que existem coisas boas em ser mãe atípica? Fico feliz de dizer que a resposta é "sim". Sempre que pergunto isso, algumas mães ficam em dúvida, até têm dificuldade em responder rápido, mas, conforme vão ouvindo outras mães, começam a perceber que tudo tem o lado bom.

O ponto positivo mais frequente sobre a maternidade atípica, segundo as próprias mães, é que ela as ensina a serem mais empáticas; por passarem a enxergar pessoas

---

31 Assim como Clara, Ligia, Lilian, Ana, Emily, Maria Antônia, Lúcia, Júlia e Beatrice, cujas histórias conhecemos até aqui, Andressa é uma mulher fictícia, criada por mim com base nas centenas de mulheres com as quais conversei e ainda converso todos os dias em minha prática profissional e em minha vivência como mãe atípica.

antes totalmente invisíveis, tornam-se seres humanos melhores. Muitas mães me relatam que antes quase não viam pessoas com deficiência nas ruas, não só por elas não estarem lá, mas também por falta de percepção mesmo, e agora se pegam pensando no que podem fazer para ajudá-las. São pequenas atitudes que fazem a diferença, como reconhecer que a vaga para pessoas com deficiência nunca deve ser usada por outras pessoas, assim como a fila preferencial e os demais direitos que são delas e de mais ninguém.

A maternidade atípica também ensina a olhar muito mais para o presente do que focar o passado ou o futuro. Mesmo esse sendo um desafio para todos, quando você compreende que o passado não será modificado e que não tem o menor controle sobre o futuro, sabe que viver o aqui e o agora é o mais sensato a se fazer. Quando o único momento que nos permite fazer alguma coisa é o atual, deixar as angústias, as tristezas e os medos de lado ajuda bastante a ter uma maternidade mais leve. A propósito, dê uma paradinha na leitura e aproveite o presente para dar um beijo em seu filho ou ligar ou mandar uma mensagem para alguém dizendo o quanto ama essa pessoa.

Outra coisa muito legal da maternidade atípica é dar valor aos pequenos momentos. Pergunte para uma mãe cujo filho não tem atraso no desenvolvimento qual foi o dia e como foi o sentimento dela quando ele andou ou falou pela primeira vez. Pode ser que ela nem se lembre exatamente disso. Então pergunte para uma mãe atípica e note a riqueza de detalhes com que ela se lembra do dia em que o filho conquistou algo importante. A perspectiva muda, passamos a valorizar o que de fato importa e percebemos o quão desafiadoras são conquistas como andar e falar e o quanto cada pequeno avanço deve ser comemorado.

Quando você aprende isso, passa a ter uma percepção bem diferente – e melhor – do mundo ao redor. Passa a valorizar momentos, bons ou não, que poderão ter um lugar especial em sua memória. Você começa, inclusive, a fotografar essas situações que antes passavam sem serem percebidas e muito menos registradas.

Talvez você esteja lendo essas coisas e pensando algo como: "Ah, eu queria ter aprendido essas coisas de outra maneira, e não assim". Eu entendo. Esse sentimento pode mesmo surgir. Como não é possível mudar o que passou, não é melhor pensar no que veio de bom, como se não pudesse ter vindo de outro modo? Reflita sobre isso.

Eu vejo você

Agora que você já conheceu as fases do acolhimento do diagnóstico e os pilares para transformar sua vida para melhor, é só começar. E é claro que essa recomendação contém sarcasmo. Ler tudo parece tão simples, não é mesmo?

Quando pensamos em colocar todos os aprendizados em prática, aparecem pensamentos como: "Vai dar muito trabalho" e "Vou deixar para depois". Eu não quero que você deixe sua vida para depois. Sabe por quê? Porque o tempo passa rápido demais, e você não deve adiar sua felicidade, transformando o "depois" em "nunca mais", porque viver para sempre do modo como você tem se sentido hoje é tempo demais.

Pensando nisso, posso dar uma ajudinha. Primeiro, faça um exercício rápido comigo, que dura em torno de dois minutos. Encontre uma posição confortável e leia pausadamente este texto, imaginando cada parte dele. Se quiser ter uma experiência ainda mais completa, posicione a câmera de seu celular em frente ao QR code a seguir, feche os olhos e me escute lendo-o para você.

> Mãe,
> Imagine que muitos anos já se passaram. Você está sentada na sala de sua casa com seu filho. Ele já é adulto, pode ainda estar morando com você ou não, mas com certeza chegou muito mais longe do que você esperava.
> Neste momento, passam por sua cabeça, como um filme, muitas memórias desde quando ele nasceu. O cheirinho de bebê, a chegada do diagnóstico, o medo do futuro, as primeiras conquistas, a primeira vez na escola, ele já maior surpreendendo com cada nova descoberta...

O tempo passa rápido demais, e você não deve adiar sua felicidade, transformando o "depois" em "nunca mais".

Mariana Sotero Bonnás
@marianabonnas

Seus olhos se enchem de lágrimas, e você pensa que, apesar de todos os desafios, vocês conseguiram. Ele chega mais perto, pega sua mão e diz, mesmo que com o olhar: "Obrigado por ter feito seu melhor por mim, mãe. Eu sou o que sou porque você acreditou em mim quando ninguém mais acreditava".

Pense em como você está se sentindo e em como valeu a pena ter escolhido fazer sempre o melhor por ele. Abra os olhos e diga em voz alta: "Eu escolho me cuidar, para poder ser a melhor mãe possível para meu filho".

Agora faça uma pausa e reflita sobre os sentimentos que este exercício despertou em você.

Estamos no fim da jornada deste livro. Espero que ele tenha sido tão acolhedor para você quanto eu me esforço todos os dias para ser. Eu não queria que esta obra fosse apenas informativa, cheia de dados científicos, números e estatísticas. Desejava mais do que isso, queria mostrar que você não está sozinha e, principalmente, que as coisas podem ser diferentes, melhores, em sua vida.

Desejo que você se sinta abraçada e motivada a colocar em prática as ferramentas que aprendeu aqui. Não se sinta angustiada por ter de fazer tudo de uma vez ou dar todos os passos agora. Comprometa-se com pelo menos um, pelo menos o primeiro. A "roda da inércia" fica muito mais fácil de ser movimentada depois que damos o primeiro empurrão, que tomamos a atitude de fazer diferente do que estávamos acostumadas, para que dessa maneira as coisas de fato mudem.

Como você chegou até aqui, quero muito pedir uma coisa: se algum dia você me encontrar na rua, me pare e me diga que leu este livro, porque vou amar conhecer você. Se me segue nas redes sociais, me envie uma mensagem dizendo que você decidiu se cuidar e agora é uma pessoa melhor para você e seu filho. Será muito emocionante saber que você chegou até aqui e, mais que isso, decidiu se dar a chance de fazer diferente.

Se ninguém vê você, saiba que eu vejo!

Referências

ESTANISLAU, J. Cérebro tem capacidade de se reconfigurar e ser treinado para melhores resultados. **Jornal da USP**, 19 maio 2023. Disponível em: https://jornal.usp.br/radio-usp/cerebro-tem-capacidade-de-se-reconfigurar-e-ser-treinado-para-melhores-resultados. Acesso em: 23 out. 2024.

FERREIRA, Y. Entendendo a hipóxia: causas, sintomas, tratamento e prevenção. **Veja Saúde**, 24 maio 2024. Disponível em: https://saude.abril.com.br/medicina/entendendo-a-hipoxia-causas-sintomas-tratamento-e-prevencao. Acesso em: 23 out. 2024.

HIPOTONIA. **Observatório da Saúde da Criança e do Adolescente**, 14 jul. 2021. Disponível em: https://www.medicina.ufmg.br/observaped/hipotonia. Acesso em: 23 out. 2024.

MOURA, P. P. **Caracterização morfológica de arco zigomático, maxila e mandíbula em indivíduos com disostose mandibulofacial**. Tese (Doutorado em Fissuras Orofaciais e Anomalias Relacionadas) – Universidade de São Paulo, Bauru, 2016.

PERINE, G; d'AQUINO, S.; DANI, L. O que é capacitismo e como podemos combatê-lo? **Instituto Federal de Santa**

Catarina, 26 set. 2023. Disponível em: https://ifsc.edu.br/web/noticias/w/-ifsc-verifica-o-que-e-capacitismo-e-como-podemos-combate-lo-. Acesso em: 23 out. 2024.

PINOTTI, F. O que é progeria? Doença do envelhecimento precoce faz crianças parecerem idosos. **CNN Brasil**, 7 out. 2024. Disponível em: https://www.cnnbrasil.com.br/saude/o-que-e-progeria-doenca-do-envelhecimento-precoce-faz-criancas-parecerem-idosos/. Acesso em: 23 out. 2024.

SANCHES, D. Comorbidade: saiba o que significa o termo e quais são os riscos para a saúde. **UOL VivaBem**, 24 jan. 2022. Disponível em: https://www.uol.com.br/vivabem/noticias/redacao/2022/01/24/comorbidade-saiba-o-que-significa-o-termo-e-quais-os-riscos-para-a-saude.htm. Disponível em: 23 out. 2024.

VIDAL, C. Entenda o que é o exame do cariótipo e para quem ele deve ser indicado. **Centro de Fertilidade de Ribeirão Preto**, 13 dez. 2018. Disponível em: https://ceferp.com.br/blog/fertilidade/exame-do-cariotipo. Acesso em: 23 out. 2024.